佐藤雅彦

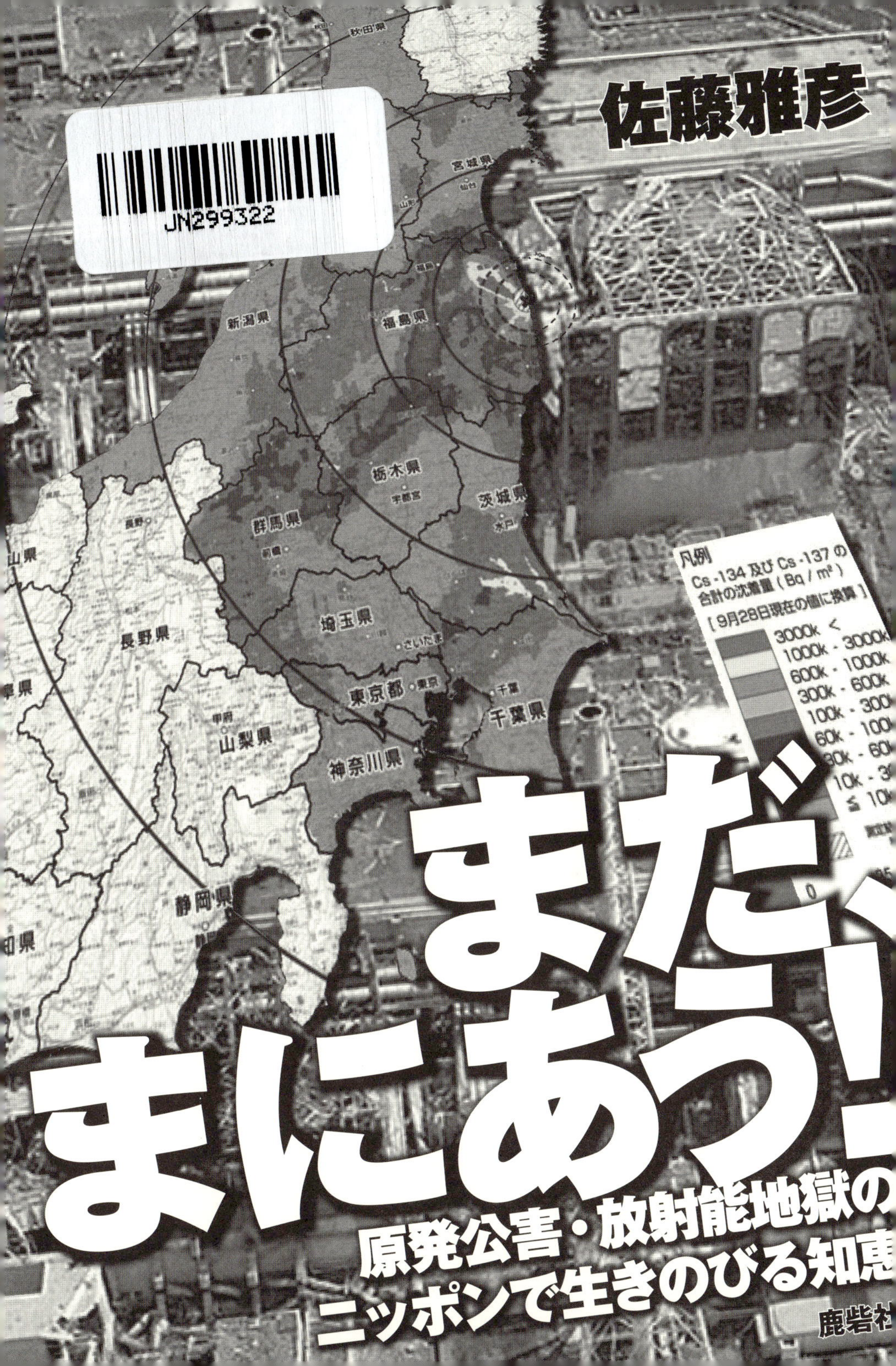

まだ、まにあう!

原発公害・放射能地獄のニッポンで生きのびる知恵

鹿砦社

目次◉まだ、まにあう！――原発公害・放射能地獄のニッポンで生きのびる知恵

はじめに　4

この本の出発点は、福島原発災害の発生直後に書いた雑誌『紙の爆弾』の記事でした。この本の問題意識とメッセージを簡潔にまとめたものなので、ここからお話を始めたいと思います。

「大量の『死の灰』放出　これだけ知って生き残れ！　市民のための『核災害サバイバル・マニュアル』」（『紙の爆弾』二〇一一年五月号記事再録）

第1章　私はなぜこの本を書いたか　18

チェルノブイリ原発事故のとき、福岡のお母さんが発信した『まだ、まにあうのなら』というメッセージは、多くの人々に原発の恐ろしさを伝えました。

けれどもこの日本で、だれもが恐れていた最悪の災害が起きてしまいました。

そんな今でも「まだ、まにあうのか？」――二五年まえのメッセージは有効なのか？

有効だと思います。でも原発災害が起きてしまった今、この災害をだれもが他人事でなく自分の問題として引き受けねばなりません。ふつうの市民が〝原発災害後の日本〟で生きのびるための心がけ、生きていかなきゃならない覚悟を、語らせていただきます。

【おもて表紙】――文部科学省が2005年10月中旬までに発表した東北関東圏の「地表面のセシウム134、137の沈着量の合計」調査結果。福島原発から放出された放射性物質は、原発の周辺だけでなく、所々に高濃度の集中汚染地域を作りながら、極めて広い範囲に拡散した。この原発災害で環境放出された放射性物質は、セシウム以外にも多々ある。それに東京その他の地域で、この文科省発表よりも深刻な汚染状況が観測されている事例もあるから、この政府“大本営”発表はうかつに信用できないが、参考にはなるだろう。

なお、放射能汚染地図の背後にあるのは、地震と津波で全壊した福島原発の残骸。けっして漏れ出てはならない原発の“死の灰”が、この残骸から野外にぶちまけられた。

第2章　知っておきたい、いちばん基本的なこと　42

——福島原発災害の発生後、マスコミや専門家たちが、聞きなれぬ専門用語を乱用して、国民をおおっぴらに騙すという、恐るべき状況が日常的に起きています。ここではマスコミや専門家がくりだす数々の専門用語をじっくり吟味し、それらの正体と落とし穴を見ていきましょう。騙されないための〝知識武装〟です。

第3章　放射能汚染下で生きのびるための食養生　117

——ここではまず〝被曝予防の三原則〟にもとづいて、放射能汚染下の日本で、可能なかぎり安全に生きていく方法を考えます。そして、とりわけ重要な食生活について、放射能汚染下の日本で、被曝とそれによる健康被害を可能なかぎり防いでいくための方法を見きわめていきます。

【参考資料】チェルノブイリ原発事故をめぐる現地資料　168

——「あなたと、お子さんを放射線からどうやって守るか——親のための手引き」（ベラルーシ放射線安全研究所〔ベルラド（Белрад）〕が近年発表したの父母向け解説文書）

参考図書一覧　185

【うら表紙】——地震や津波の被害が日本に比べて格段に少ない欧米で開発された原発という技術が“活断層列島”日本にそのまま持ち込まれ、いまや50基をゆうに超える原発が全国の活断層付近でひしめきあっている。今回の福島原発災害は、日本の自然及び社会環境には不適切な技術を無理やり持ち込んだ結果、必然的に起きた人災だったといえる。日本の原発は「科学」でなく「カルト信仰」の所産だったことがこれで判る（**下図**）。

日本政府も東京電力も福島原発から環境放出された放射性物質の種類と量を発表できずにいる。だから海洋の放射能汚染の実態も正確には把握できていないが、永続可能な海洋・海浜開発をめざす国際コンサルタント企業ASR社（http://www.asrltd.com）が発表した拡散分布予測図をみれば、福島原発から放出された放射能汚染水が05年８月５日の時点で海洋にどのように拡散していたかを知る目安にはなる（**上図**）。

はじめに

この本は、ふつうの市民が自分なりの知恵と勇気を発揮して、放射能にまみれた〝原発災害後の日本〟で生きのびていくために、必要不可欠な最低限の知識をつめこんだものです。

本書の結論をひとことで言えば、「放射線被曝による健康障害の重大要因であるフリーラジカルに、効果的な防御を講じることができれば、座して死ぬことはない」ということです。つまりこの本は、市民向けの放射能サバイバル読本の入門編だとお考えください。

まず、わたしがなぜこの本を書いたのかを、お話ししておきたいと思います。

しかしそのお話に入るまえに、この本を書くキッカケとなった、わたしの記事をお読み頂きたいと思います。

それは、大震災の直後に福島第一原発が次々と爆発するという緊急事態のなかで、震災から一週間後に凄まじい危機感に駆られて書いた記事でした。

「大量の『死の灰』放出 これだけ知って生き残れ！ 市民のための『核災害サバイバル・マニュアル』」と銘打った記事でしたが、月刊『紙の爆弾』（鹿砦社）は毎月七日に発行されるので、四月七日発行の同誌二〇一一年「五月号」に掲載されたものです。

同記事の原稿をそのまま、この「はじめに」に再録しました。雑誌掲載時には誌面のつごうで割愛した画像なども、ここではすべて載せてあります。

その画像というのは、大部分が、外国の気象庁や原子力機関が発表していた、いいた〝福島第一原発の事故現場から放出された死の灰の飛散予測図〟でした。けれども残念ながら、今では記事に載せたこれらの〝予測図〟は、もう発表されなくなっています。日本で居住したり働いていたり、あるいは観光で訪れたりする、自国民の健康のために、〝死の灰〟

の飛散予想を発表して警告を行なっていた欧米諸国などの国民は、早い時期に大部分が退避を終えてしまったわけで、そうした国では自国民向けの警告を行なう必要がいまや事実上なくなったわけですし、なにより日本政府がそうした国への情報提供をやめてしまったので、各国政府機関のウェブサイトから、福島原発〝死の灰〟飛散予測図が姿を消してしまったのです。……そして日本では、ついに政府自らが〝死の灰〟飛散予測を自国民にむけて発表することはありませんでした。

そうした日本政府の、自国民に対する背信行為を、記録しておく意味もふくめて、事故発生直後の雑誌『紙の爆弾』に載った記事の原稿を、あえてそのまま再録したわけです。

この雑誌記事には、本書のメッセージの〝精髄《エッセンス》〟が詰めこまれています。つまり本書では、記事では語りきれなかった内容を、くわしく論じていきます。そのお話の糸口として、まず次の記事をお読み頂きたいのです――

大量の「死の灰」放出　これだけ知って生き残れ！

市民のための「核災害サバイバル・マニュアル」

三月十一日の東日本大震災とこれによる大津波で、東北と関東は広範囲にわたり未曾有の被害を受けた。だが翌日には福島県沿岸の〝原発銀座〟で東京電力の福島第一原発の1号機が爆発を起こし、以来、隣接する原発が次々と爆発や火災を起こして大量の放射能を野外に放出し続けている。政府もマスコミも国民に有用な情報を出そうとしない。いま我々に必要なのは、自分で情報を入手し核災害を生き抜く覚悟とサバイバルの知恵だ！

日本の電力会社は事実上の独占企業であり、政商である。そして政治力や経済力が脆弱な〝僻地《へきち》〟に、大都市で消費する膨大な電力をまかなうための原発を集中立地させてきた。……ここまで書いてきて、「なんだこの押し付けザマは、これじゃ米国基地を沖縄に押し付けてきた地域差別の構図とまったく一緒じゃないか！」という憤激がふつふつと涌いてきた。……だが、その怒りを綴《つづ》るのが本稿の目的ではない。福島県の浜通りは原発が一〇基も〝磯の吹き寄せ〟のように集中し、その立地のために巨額の〝住民懐柔マネー〟が流れ込んで、かつてはそうした二重の意味で「原発銀座」と呼ばれたものである。その「原発銀座」が、東日本大震災の破壊的余波を受けて、いま爆発や火災を繰り返している。

　福島原発災害ですでに膨大な量の放射性物質が「環境中」（＝野外）に放出された（ちなみに放射性物質は「放射能」とも通称される）。これら核災害で放出された放射性物質は英語では「フォールアウト（放射性降下物）」と呼ばれるが、我々は「死の灰」の呼称でなじんできた。あえて「なじんで」と言ったが、日本は一九四五年（昭和二十年）八月の二度にわたる原爆攻撃で「死の灰」や「黒い雨」の〝洗礼〟を受けただけでなく、一九五四年（昭和二十九年）三月一日に米国が南太平洋のビキニ島で行なった水爆実験では、付近で操業していた第五福竜丸や周辺の島々の住民が「死の灰」を浴びた。一般に「死の灰」とは、プルトニウムやストロンチウムなど核爆発で生じた放射性金属類を指すが、今回の原発事故で放出拡散が観測されている放射性ヨウ素や放射性セシウムなども、最終的には水に溶けて雨や雪になって地上に降下するわけで、やはり「死の灰」なのである。冷戦時代、米国・ソ連・英国・フランス・中国などが競って地上核実験を繰り広げた一九五〇～六〇年代には、日本にもほとんど日常的に「死の灰」が降りそそいだ。つくば科学万博が終わって間もない一九八六年にはソ連のチェルノブイリ原発が暴走事故を起こして爆発し、ユーラシア大陸ばかりでなく日本にも「死の灰」が飛んできた。そういう意味では、我々は「死の灰」になじんできた、と言える。いや正確には「死の灰になじむことを、強いられてきた」……。

　だが今回は、一九七九年三月二十八日に米国で起きたスリーマイル原発事故を越えて、チェルノブイリ原発事故に迫るほどの核災害が〝福島原発銀座〟で起きた。これは今なお続いており、今後も当分続くことになる。〝原発銀座〟の周辺だけでなく、風に乗った「死の灰」が広く拡散し続けているので、東関東から東北のほぼ全域に、深刻な放射能汚染が及んでいる。

　日本政府はどんな放射性物質が、どのていど放出され、どのような風にのって、どこに向かって飛び広がっているかを公表していない。震災で測定器具が壊れて観測できない地域もあるし、おそらく故意にであろうが、プルトニウムなど重大な社会的影響をもたらす恐れのある放射性物質

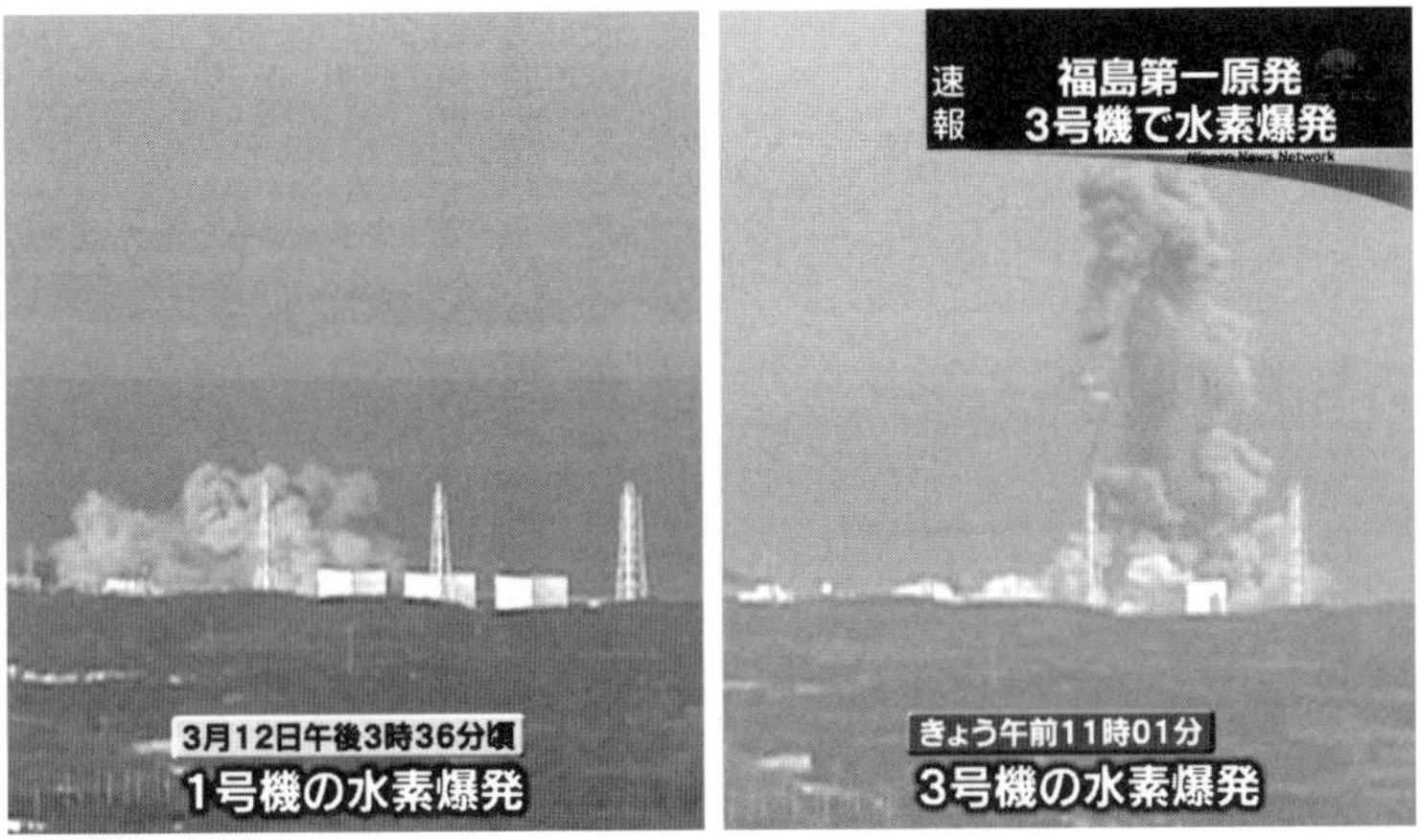
速報
福島第一原発
3号機で水素爆発
3月12日午後3時36分頃
1号機の水素爆発
きょう午前11時01分
3号機の水素爆発

東日本大震災の翌日、福島第一原発の１号機が水素爆発し（写真左）、翌々日にはMOX燃料使用中の３号機も水素爆発（写真右）。炉内から放出された“死の灰”は北半球をゆっくりと汚染しつつある。

については測定すらしていない、という情報も伝わっている。国民に正確な情報を知らせる能力もなければ意思もない、ということだ。第二次世界大戦末期の「満州」や中国で、日本の軍部や役人が、日本人の居留民や移民を棄ててワレ先にと逃亡した歴史を想起する。さらにまた、その当時の「内地」で、軍部が国民から強制的にかり集めた膨大な食料や資材をネコババして逃亡した特権者たちを想起する……。

この国の統治者たちの愚民政策は今も変わっていない。今回の核災害と放射能汚染をめぐる政府とマスコミの言動でそれがイヤというほど判った。そうである以上、おカミやら大本営発表チンドン屋マスコミに頼り切っていたら「殺されかねない」のである。国民一人ひとりが自分で情報を入手し、冷静にその真偽を確かめながら、行動の指針に活かしていく、という究極の覚悟と実践が求められている。核災害サバイバルのための究極的なマニュアルは、おそらく核戦争を想定した兵士向けの生存手引き書であろう。だが今回の福島原発核災害が日本にもたらしつつあるのは、全面核戦争による〝焼け跡〟とは違う。とりあえず日本は、農山漁村の大部分もすでに生活が都市化しているし、それに全面核戦争に備えて米軍が作りだした通信システム（他ならぬインターネット！）が国民に普及している。こうした状況のもとで核災害サバイバルに役立ちそうなヒントを、わずかではあるが提供するのが本稿の目的だ。もっと具体的にいうと、①海外の公的機関が公表している福島原発「死の灰」拡散情報の入手法、②放射線障害から身を守るのに有用な食養生のススメ、の二つについて紹介しようと思う。

海外の公的機関が公表している福島原発「死の灰」拡散情報

外国の政府機関のなかには、福島原発から漏れ出た放射性物質の拡散分布の予測を公表しているところがある。それらは主に気象庁や原子力安全政策にかかわる機関だが、日本の政府とマスコミが自分の国の放射能災害を事実上「隠蔽」している以上、それら外国機関の予測情報を参考にするしかない。代表的な外国機関は次のとおり――

●フランスの「ＩＲＳＮ」（放射能防護・原子力安全研究所）
http://www.irsn.fr/FR/Documents/home.htm
便宜上「イルスン」と覚えておこう。
最新（３／19現在）の放射能拡散分布予測（北半球広域地図）
http://www.irsn.fr/FR/popup/Pages/irsn-meteo-france_19mars.aspx

●ドイツの「ＤＷＤ」（ドイツ気象庁）
http://www.dwd.de/
便宜上「デヴェデ」と覚えておこう。

●オーストリアの「ＺＡＭＧ」（中央気象台）
http://www.zamg.ac.at/
便宜上「ザムグ」と覚えておこう。
最新（３／22）の放射能拡散分布予測（日本周辺）
http://www.zamg.ac.at/aktuell/index.php?seite=1&artikel=ZAMG_2011-03-21GMT10:22

●ノルウェーの「ＮＩＬＵ」（ノルウェー大気研究所）
http://www.nilu.no/
便宜上「ニル」と覚えておこう。
福島原発災害 http://transport.nilu.no/products/fukushima

●米国の「ＤＯＥ」（エネルギー省）
http://www.energy.gov/
便宜上「ドエ」と覚えておこう。
日本の核災害 http://blog.energy.gov/content/situation-japan

ここに記した〝便宜上の呼び名〟はあくまでも我々がすぐに思い出せるような語呂にすぎない。筆者は主に「イルスン」と「デヴェデ」と「ザムグ」を毎日チェックしてい

フランスのＩＲＳＮ（放射能防護・原子力安全研究所）のウェブサイトで福島原発「死の灰」拡散予測図をみる

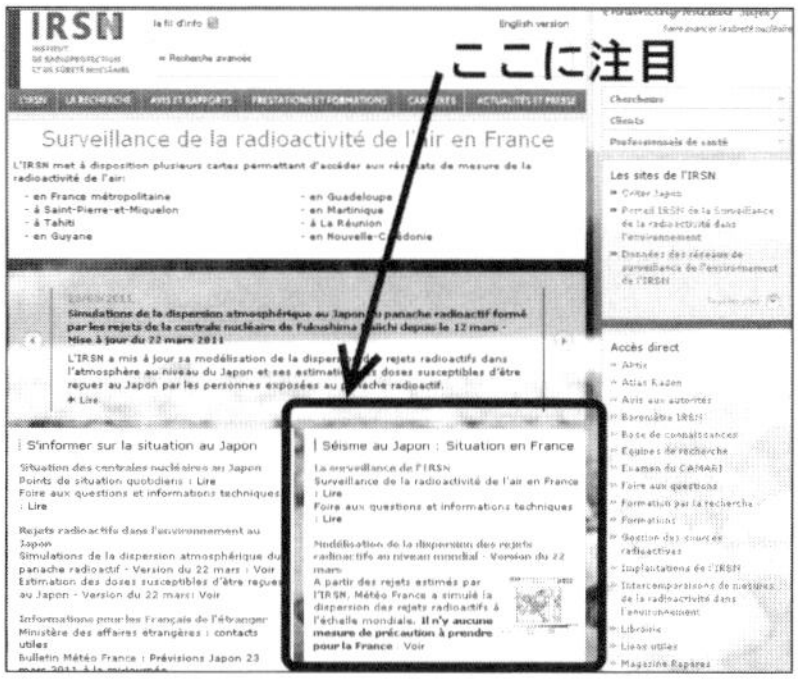

①ＩＲＳＮのホームページ（http://www.irsn.fr/FR/Documents/home.htm）。

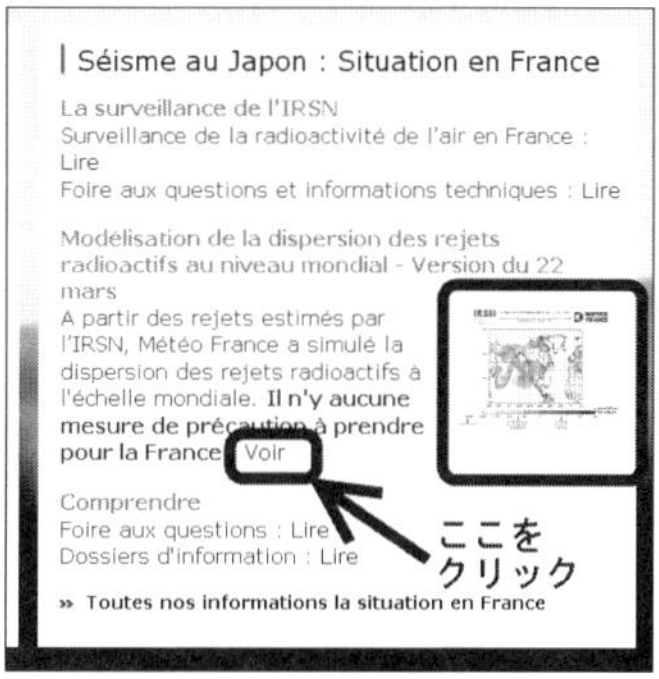

②ＩＲＳＮホームページの日本震災特集ページへの扉。

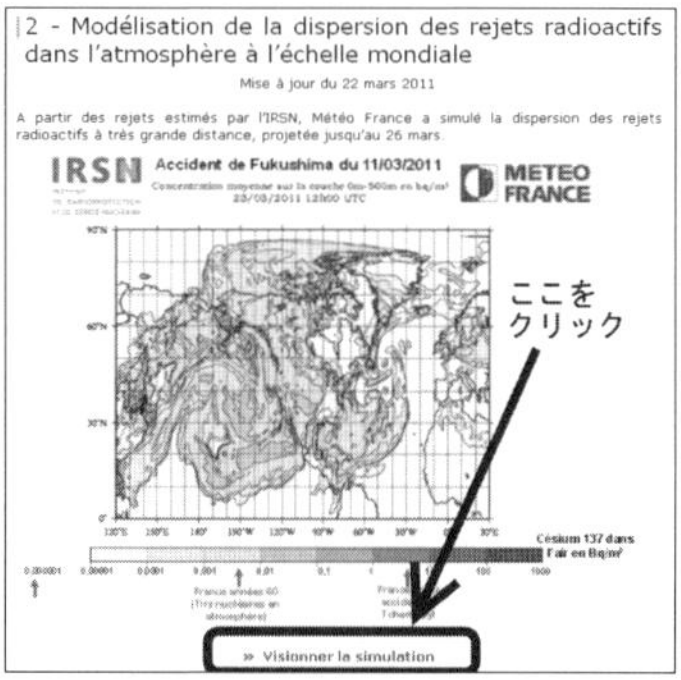

③ＩＲＳＮ日本震災特集ページの「世界規模〝死の灰〟（Cs-137）拡散予測図」への扉。

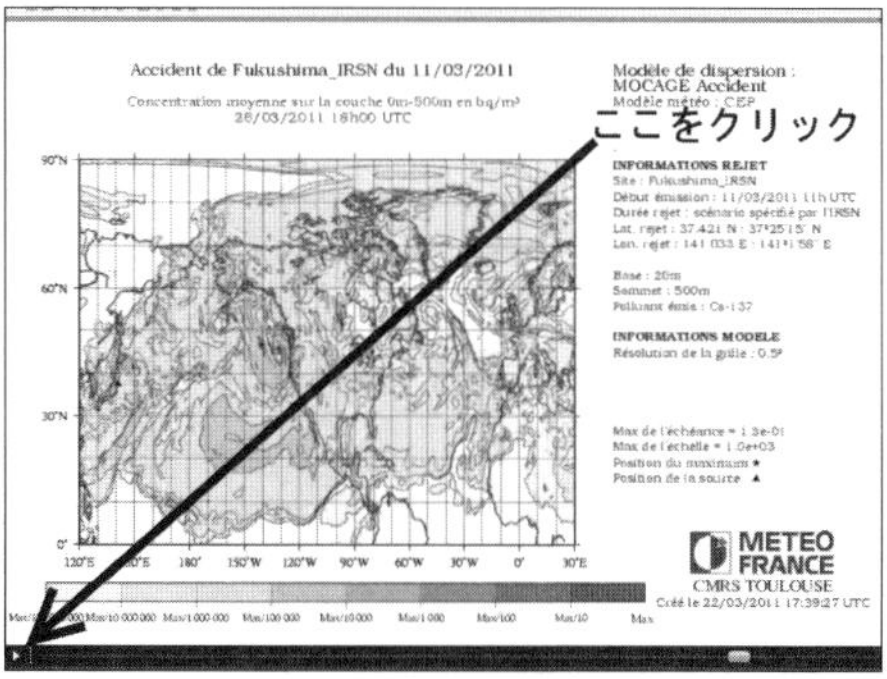

④ＩＲＳＮが公表している「世界規模〝死の灰〟（Cs-137）拡散予測図」動画。世界協定時（ＵＴＣ）３月26日18時〔日本標準時はＵＴＣ＋９時〕には世界じゅうが汚染されている。

ドイツのDWD（ドイツ気象庁）のウェブサイトで福島原発「死の灰」拡散予測図をみる

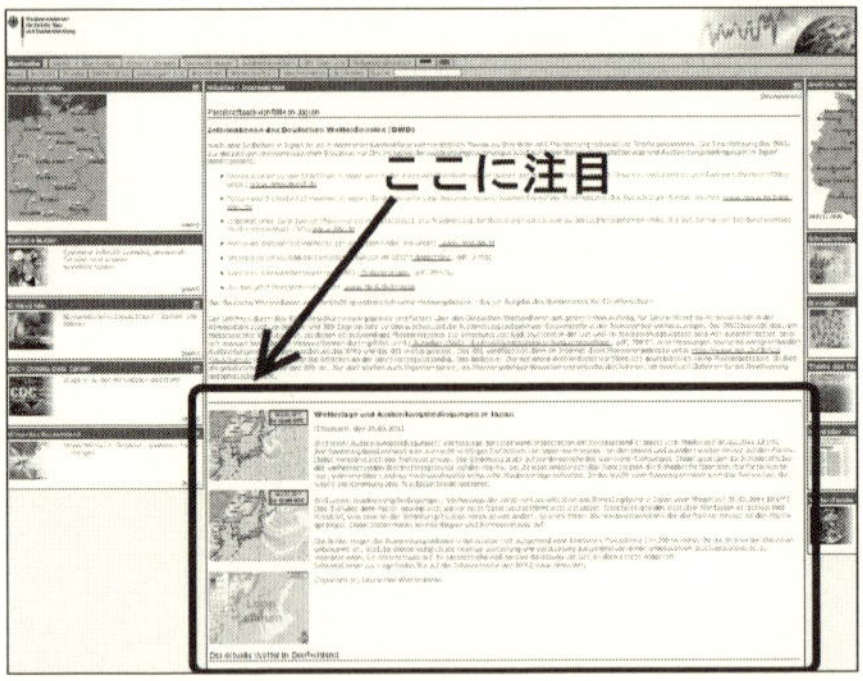

①DWDのホームページ（http://www.dwd.de/）。

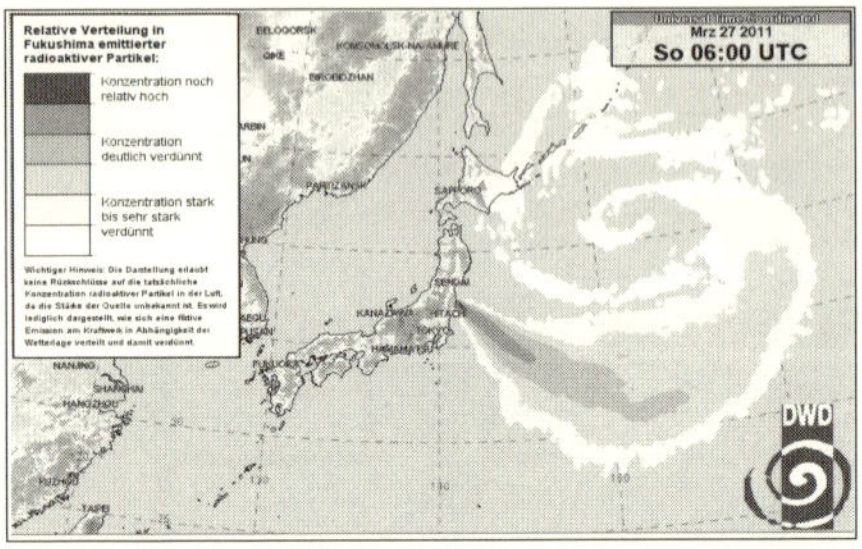

②DWDの「死の灰」拡散予測（スライドショー）。

ノルウェーのNILU（ノルウェー大気研究所）のウェブサイトで福島原発「死の灰」拡散予測図をみる

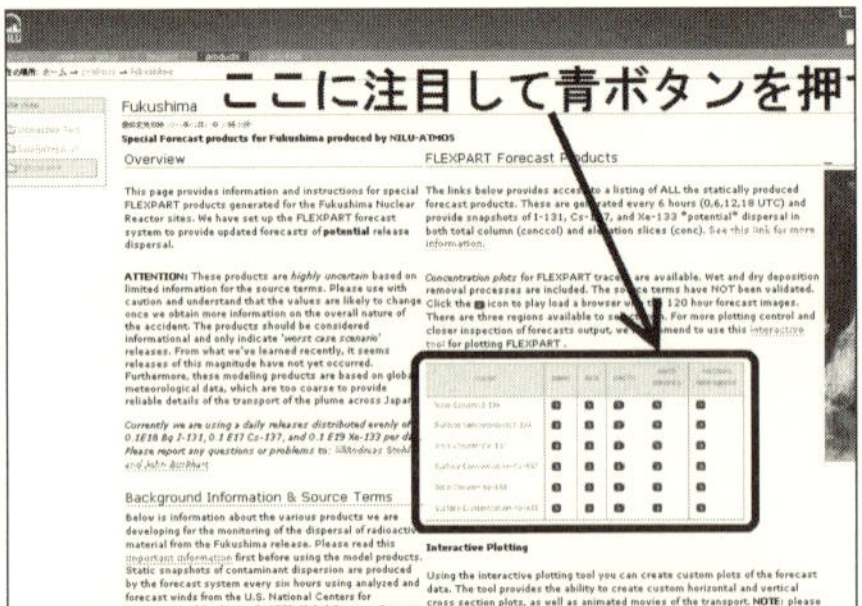

①NILUのホームページから「福島原発災害」特集ページを探すのは難しいので、じかにこの特集ページ（http://transport.nilu.no/products/fukushima）にアクセスしよう。

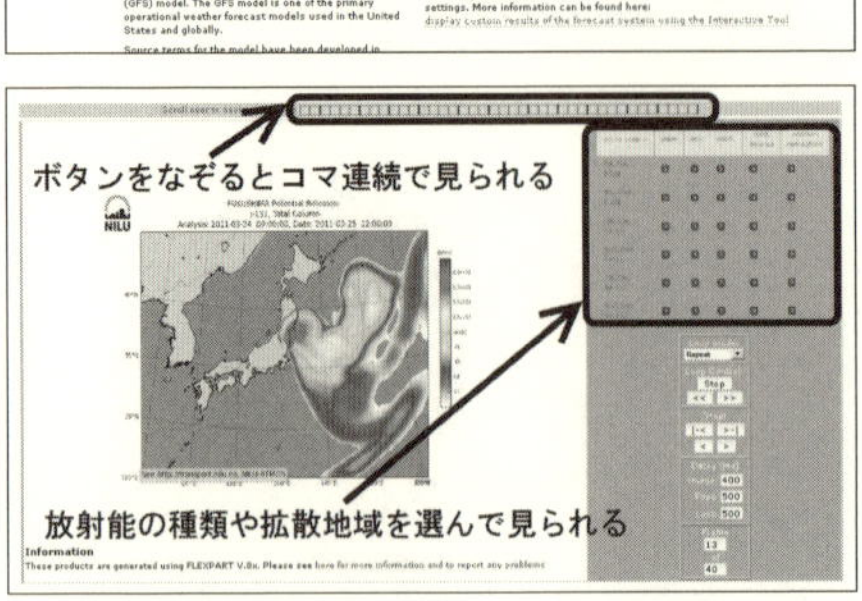

②NILUの「福島原発災害」特集ページは、各種放射性物質の拡散予測を、種類別や地域別に詳しく見ることができ、地図の上の連続ボタンをなぞればパラパラ動画のような連続画像も見られる。

る。これらはネットの検索窓に「ＩＲＳＮ」「ＤＷＤ」「ＺＡＭＧ」などと打ちこめば、いずれもほぼ冒頭に出てくる。これらのホームページで「Japan」とか「Fukushima」と記されているリンク先に飛べば、最新の「死の灰」拡散分布を見ることができる。

高濃度の放射能汚染をこうむる恐れがある地域は、これでおおよその予想がつく。微量の汚染は日本全国に広まる可能性が高いので、該当地域に住んでいる読者は、雨や雪が降る場合は不要不急の外出を控えるに越したことはない。外出する場合は、帽子をかぶり、水がしみこみにくいレインコートなどを着て、マスクをしたり手袋を着けて、なるべく雨や雪にじかに当たらないような服装をしたほうがい

オーストリアのＺＡＭＧ（中央気象台）のウェブサイトで福島原発「死の灰」拡散予測図をみる

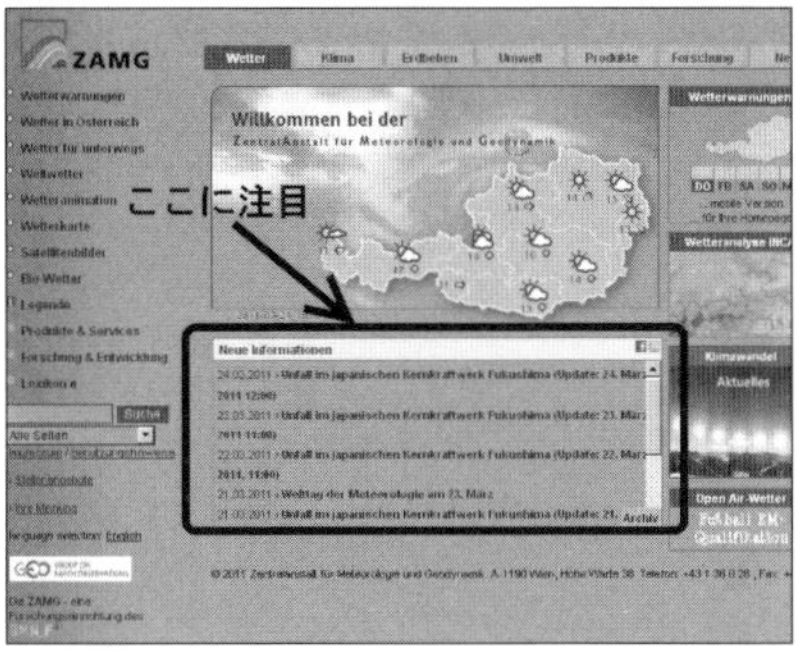

①ＺＡＭＧのホームページ（http://www.zamg.ac.at/）。

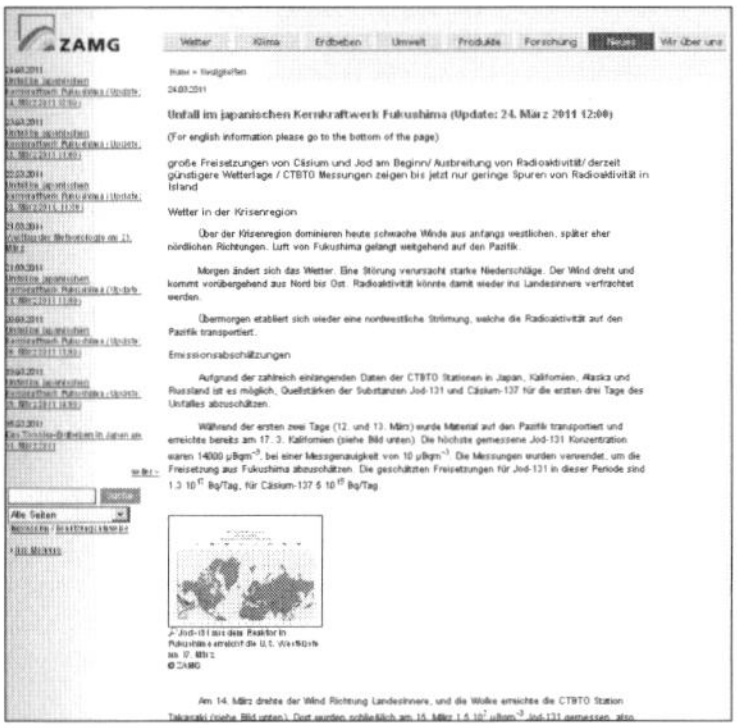

②ＺＡＭＧの「日本の福島原発〝死の灰〟」特集ページ。

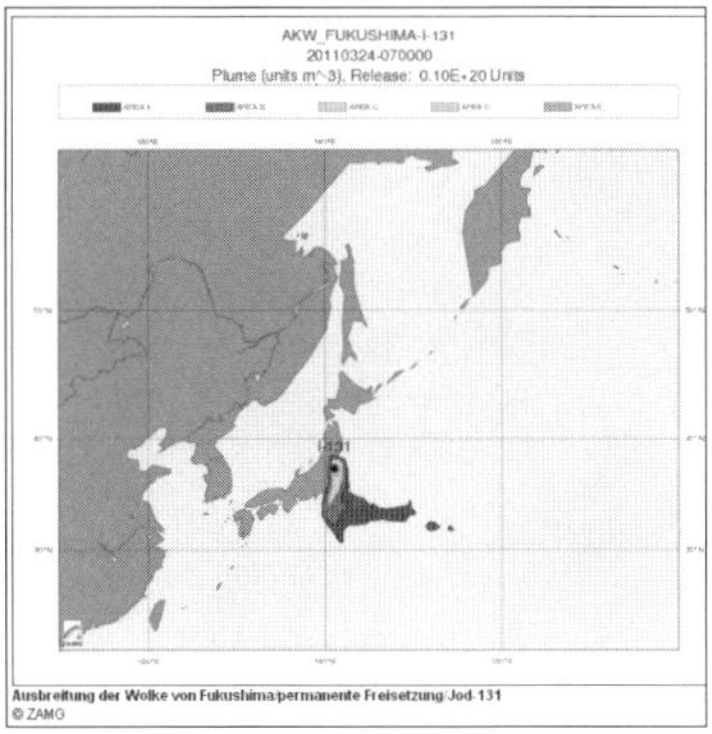

③ＺＡＭＧのヨウ素１３１（I-131）拡散予測図。

いだろう。神経質になる必要はない。花粉症やインフルエンザへの備えと同じ気持ちで行動すればいいのだ。

これらの外国政府機関の予測は、あくまで予測である。我々はそれを行動の指針として参考にすればいいのだ。予測なのだから、それを〝絶対視〟する必要はない。だがこうした予測を参考に、測定設備を有する当該地域の中学・高校・大学や研究所などが自分の町の測定を行ない、そのデータをちゃんと公表すべきだ。沈着冷静に地道に測定をおこない、正直に公表を続けていけば、むやみな社会的パニックや根拠のない風評被害を予防することもできるはずだ。……今はそうした情報がないから、みんな不安なのだ。

放射線障害を予防するための食生活のヒント

福島原発災害が表面化した当初、インターネット上で「イソジンうがい薬を飲むといい」とか「傷ぐすりのヨードチンキを飲むといい」といったたぐいの情報が乱れ飛んだ。内服以外の目的でつくられたクスリを〝口にいれる〟ことがいかに危険かは、たとえばネット上の「緊急被ばく医療研修のホームページ」の「安定ヨウ素剤予防服用の考え方と実際」(http://www.remnet.jp/kakudai/11/kichou.html) をお読みになればわかる。

原発災害で野外に放出される放射性物質はさまざまだが、そのうちの放射性ヨウ素については「安定ヨウ素剤」を被曝するまえに飲んでおけば、ある程度の被曝予防効果が期待できる。ただし「安定ヨウ素剤」とて副作用はある。それは「安定ヨウ素剤」というキーワードでネット検索すれば容易に知ることができる。

放射性ヨウ素に被曝して発生する甲状腺癌のような「晩発性障害」は、被曝から何十年も経ってから起きるものだとされているので、四〇歳以上の人が飲んでも事実上あまり意味がない。癌発生リスクは、相対的には、放射性ヨウ素よりもディーゼルエンジンから出る煤塵やタバコの煙のほうが高いのだから、むしろそっちを心配したほうがいい。安定ヨウ素剤は核災害の状況下では〝限られた資源〟なのだから、これから長い人生がはじまる幼い子供たちに優先的に用いるべきである。

本稿で紹介しておきたいのは、ふつうの市民が自力で入手でき、なおかつ放射線障害の予防効果が期待できそうな食品や健康補助食品(サプリメント栄養剤)などである。

ただし、あらかじめお断りしておくが、「絶対に効く」

という医学的な保証はないことを理解しておく必要がある。医学界では、パソコンの普及とともに、この二〇年ほどのあいだに「明証にもとづいた医療（evidence based medicine）」（略称ＥＢＭ）という〝医療のありかた〟が主流になった。これは治療法や医薬品を医者が患者に試してみて得られた治療成績を統計的に吟味して、治療効果があると確信できるような「誰の目にも明らかな証拠」（エビデンス）が得られた治療法やクスリだけを有効だとみなすのが現在の医学の流れだ。「治療効果あり！」と断言できるだけの「明証《エビデンス》」を得るには、かなり大規模なカネと研究資源を投入する必要があるから、ＥＢＭ医学で公認される治療法とかクスリは、そうした「明証」を獲得できるだけのカネと研究資源を投入できる大企業の製品に限定されてしまう。その結果、きわめて安価に誰でも生産したり入手できるような食品とか、伝統医術とか、栄養剤などは、なかなかＥＢＭ医学から〝公認〟を得られないという政治的・経済的なカラクリが世にあるわけだ。

前口上はこれくらいにして、ふつうの市民が入手できる放射線障害に予防効果があると思われる品々を紹介しよう。

放射線障害というのは、早い話が、生きている細胞が放射線を浴びると活性酸素が生じて、それがＤＮＡその他の細胞内の各種の分子を酸化して物理化学的な変成を及ぼすことで、細胞が殺傷されて起きる生体組織レベル、臓器レベル、個体レベルの、生理学的な破綻である。だから、細胞内のＤＮＡその他の酸化による損傷を、予防すればいいわけだ。

生体の細胞や組織の酸化による損傷を予防するには。ビタミンＣや、食物に含まれる天然の〝抗酸化成分《アンチオキシダント》〟を、ある程度大量に摂取すればいい。ビタミンＣについては、薬局で粉末のビタミンＣ（アスコルビン酸粉末）を買えば、「大量投与《メガドーズ》療法」を比較的安全に、簡単に実行できる。アスコルビン酸粉末を推奨する理由は、着色剤その他の添加物が入っていないからだ。服用量については「ビタミンＣ放射線」で検索すれば情報を入手できるだろう。ちなみに放射能とは関係ないが、筆者はインフルエンザのような深刻な感染症については、アスコルビン酸粉末を一時間に一グラム（一〇〇〇ミリグラム）服用する、という〝荒治療〟でしのいできた。インフルエンザウイルスは、感染した細胞の成分を酸化して細胞殺傷を行なうことが知られている。だから酸化抑制効果があるビタミンＣはインフルエンザに効くのだ。ポリフェノールのような抗酸化成分を含んだ赤ワインや、リンゴその他の〝濃い色の果物や野菜〟も、酸化ストレスによる細胞殺傷の予防には有効であろう。……なお、これは一般市民には手の届かぬ治療法であるが、水素ガスを吸入して放射線障害を予防する方策が、米国NASAでまじめに検討されている。たとえば次の学術論文——

水素療法は、宇宙飛行中の放射線で誘発される酸化ストレスを軽減しうる

（『医学の仮説』誌、二〇一一年一月、七六巻一号一一七-一一八頁、電子出版・二〇一〇年九月二十日）

M・P・シェーンフェルト他

（NASAマーシャル飛行センター推進力研究技術部、米国アラバマ極める州ハンツビル）

宇宙放射線は酸化ストレスを増長してDNAや脂質に損傷を引き起こすことが知られており、いまだに宇宙旅行では深刻な不安材料になっている。ところで水素ガスは、近年、生物医学のさまざまな分野で、治療に有用な〝ガス状の医薬品〟としての有用性が注目されるようになり、強力な抗酸化作用や抗炎症作用を有していることが見出されている。宇宙空間での作業任務はこの先、出動回数についても滞在時間についても増えていく。だから宇宙飛行士が直面する酸化ストレスの危険性を予測して、実際に治療が必要な症状が出る前に予防措置を講ずることが重要になっている。我々は、宇宙飛行士が水素ガスを吸入するなり水素ガスを多く含んだ水を飲むなりして放射線による有害事象を予防するという、これまでなかった予防的・治療的戦略が可能であろうと考えている。

放射線障害の〝予防食〟として期待できそうなのがコーヒーである。コーヒーの広範多様な薬物的効用については、すでに『珈琲一杯の薬理学』（岡希太郎著、医薬経済社）などの良書がある。放射線障害への予防効果は、インドの研究機関が一〇年以上前に注目すべき成果を出している——

コーヒーを飲もう 放射線からあなたを守ってくれる可能性がある

（D・N・ムアティ、九九年八月二十三日付『エクスプレスインディア』紙）

八月二十二日ムンバイ発——コーヒーが大好きなのに「カフェインが体に悪い」という噂ばかりが聞こえてきて気が滅入っているあなたに朗報だ。朝一杯のコーヒーはむしろ健康に有用だといえる。なんと放射線防護に役立つというのだ。

どういうことかというと、バーバー原子力研究センタ

ーの放射線生物学部門で働くコーヒーを愛する研究者コンビが、およそコーヒー好きとは思えぬような動物、すなわちマウスを用いて、この事実を確認したのである。

N・C・ヴァーマ部長の指示のもと、研究主任のK・C・ジョージと、助手のP・C・ケサヴァンが、世間じゃ評判が芳しくないカフェインをごく少量、マウスに注射したところ、マウスの全身に放射線を照射しても抵抗性が「議論の余地なくハッキリと」認められた。

この知見がヒトにも当てはまるなら、放射線の有害な影響から身を守るための重要な手がかりが得られる。どんな医薬品でもヒトを相手に臨床治験を行なう場合には調剤の処方が厳格に決められているが、コーヒーはそうした規制薬物ではないので、放射線照射を施さねばならぬ癌の治療に大きな福音をもたらすことも期待できる。

ジョージ研究主任らは、マウスに体重一キログラムあたり八〇〜一〇〇ミリグラムのカフェイン（標準的なハツカネズミでのカフェイン致死量〔体重一キログラム当たり三〇〇ミリグラム〕に概ね三分の一）を注射したのち、それらのマウスにコバルト60が発する吸収線量七・五グレイ相当のガンマ線を照射した。これだけのガンマ線を浴びると通常ならマウスは二五日以内にすべて死亡する。だがカフェインを注射したマウスは、ガンマ線照射から二五日を経たのちも七〇パーセントが生きのび、しかも照射から九〇日後にも全数がそのまま生きのびたので、ここで実験が終了させた。比較対照群としてカフェインを与えずに同じ線量のガンマ線を浴びせたマウスは全数が死亡した。

ここで見のがせないのは、体重一キログラムあたり五〇ミリグラムと、比較的少量のカフェインしか与えていなかったマウスの集団も、やはりガンマ線照射で死んでしまったことだ。この結果からわかるのは、放射線の影響を打ち消すには「最適水準」のカフェインを服用する必要がある、ということだ。ジョージ研究主任らによれば、マウスの場合、七・五グレイの放射線を全身被曝する六〇分前に、体重一キログラム当たり八〇ミリグラムのカフェインの投与が「最適水準」であるという。

この「最適水準」は、カフェインの投与量だけでなく、投与のタイミングも重要だということだ。たとえ「最適量」のカフェインを与えても、投与時期が被曝の六〇分前だったマウスは七〇パーセントが生存できたのに、被曝三〇分前に投与したマウスは五〇パーセントしか生存できなかった。被曝後にカフェインを与えたマウスは二五日以内に全数が死亡し、カフェインの放射線防護効果が見られなかった。「コーヒーはカフェインを含んでいるので健康に悪い」という否定的な見方が世間にあるが、最近の研究でそれが迷信にすぎないことがいろいろと明らかになってきている。今回の研究成果もコーヒーの利点を支持するものといえる。

カフェインはコーヒーを通じて広く摂取されている化学物質で、「1・3・7・トリメチルキサンチン」という化学名をもつ。世界じゅうで毎日一七億杯のコーヒーが飲まれており、総計すると人類は日々、一五六億ミリグラムのカフェインを愛飲していることになる。しかし愛飲家ひとりについて見れば、体重一キログラム当たり一五〇～二〇〇ミリグラムのカフェインを摂取すると致死量に達する。体重六〇キロの人のカフェイン致死量は九〇〇〇～一万二〇〇〇ミリグラムとなるので、コーヒー一杯あたり平均九二ミリグラムのカフェインを含んでいるから、コーヒーの「致死量」は九七～一三〇杯ということになる。

【訳注――ヒトにおけるカフェインの半数致死量（LD50）は体重一キログラム当たり約二〇〇ミリグラムとされる。つまり、これよりも多く摂取すればたいていは死に至る。個人差はあるが、五～一〇グラムが致死量ということになる。また、成人が一時間以内に体重一キログラム当たり六・五ミリグラム以上のカフェインを摂ると約半数が、三時間以内に体重一キログラム当たり一七ミリグラムを摂ると全員が、それぞれ急性中毒になる。それゆえ、カフェインを服用する際には、過剰摂取で急性中毒にならぬよう注意せねばならない】

ならばヒトが大量の放射線から身を守るには、どれほどのカフェインを摂取するのが「最適」なのか？ ヴァーマ部長とジョージ研究主任は、まだマウス実験で得られた知見にすぎない、と念を押している。この成果は放射線作業に従事する労働者に有益ではないのか、と尋ねると、ジョージ氏は「ヒトでの臨床治験がまだ行なわれていないので何とも言えない」と言いながらも、そうした臨床治験をまもなく行なうつもりだと答えた。

だがジョージ研究主任は、これがヒトへの医療にも意義深い知見であると力説する。なぜなら癌の放射線療法は、放射線が癌組織の周辺にある正常な組織にまで細胞殺傷効果を及ぼすので、治療効果がなかなか上がらない。癌組織をとりかこんでいる正常組織が破壊されるのを防ぐため、やむなく放射線の照射量を、治療に必要なレベルよりも下げて、患者に当てているのが現状である。だがそれでも健康な組織にはやはり放射線照射の悪影響が及んでしまう。

放射線療法がそうした困難に直面しているなかでカフェインの有用性が今回浮上してきたのだ、とジョージ氏はいう。カフェインは、放射線に対する癌組織の反応性を高め〔より少量の放射線で癌細胞が破壊しやすくなり〕、しかも周囲の正常組織の放射線に対する抵抗性を高める。ただし、癌の放射線療法に対するカフェインの効用をはっきり断言できるようになるには、まだまだ研究が足りない、と彼は慎重だ。

カフェインにはなぜ放射線防護効果があるのか

細胞が放射線を浴びると、細胞内の水分が電離してDNAその他の生命活動に必要な核種の分子に損傷を及ぼし、最終的にこの細胞は死滅する。放射線被曝がもたらすこの細胞傷害のメカニズムは「放射線毒性」として知られており、この「毒性」を利用して癌細胞を殺すのが「癌の放射線療法」に他ならない。だがカフェインが体内にあると、活性酸素と拮抗して、健康な細胞が活性酸素で酸化されるのを防ぐ。

（http://www.expressindia.com/ie/daily/19990823/ile23006.html）

このほか、紙面の都合で書ききれないが、長崎で原爆に被爆しながら生きのびて多くの被曝患者を救った秋月辰一郎医師は、玄米と、海草（ヨウ素を多く含んだコンブやワカメ）などを具にした味噌汁が放射線障害に有効であったと書き記しているし、青汁やクロレラやスピルリナや、ブロッコリやキャベツやアロエベラのような強い緑色を帯びた食用植物、ブドウその他の色の濃い（植物性ポリフェノールを多く含んだ）果実、カレーに用いる香辛料ウコンの黄色色素クルクミンなど、抗酸化作用のある食物成分も、放射線障害の予防に有効であることが示唆されている。

放射能はオバケではない。酸化ストレスの強力な発生源に過ぎない。だから酸化ストレス対策をとれば、当然、放射線障害の予防が期待できるわけだ。放射能の脅威を突破してサバイバルするためのヒントがここにある。

（『紙の爆弾』二〇一一年五月号記事再録）

第1章　私はなぜこの本を書いたか

三月十日は徹夜で仕事をしていたので、十一日の朝九時すぎにいったん床に就き、起きたのはお昼をとっくに過ぎた午後二時半ごろでした。コンピュータでメールをチェックしている最中に、かなり大きな横揺れに襲われました。

はじめは「めまいかな？」と思いました。しかしすぐに地震と気づき、テレビをつけると「地震速報」の放送中で、三陸沖で「マグニチュード七・九」の地震の発生、というただごとならぬ緊急事態を伝えていたのです。

わたしの居住地は震源からかなり離れていたので、ゆっくりと部屋中が傾《かし》ぐだけの船酔いのような横揺れで済んだのですが、阪神大震災よりも大きな地震が東北で起きたことを、テレビとラジオが伝えていたのです……。

ショックでした。

宮城県沖が、三〇年以内にほぼ確実に大地震が起きる、と予想されてきた場所だったことはたしかです。けれどもこんなに早く、それがやってくるとは思わなかった。

そしてすぐ津波警報。

なんと津波の高さが「一〇メートル」などと警報が出た。「一メートル」の津波でも、これまでは大事件だったんですよ。なのに「一〇メートル」の大津波が到来すると知らせている……。

信じられなかった。

この世の終わりが来るのか、とさえ思えたほどです。

関東から東北まで、太平洋岸には、いくつもの原発があります。

仙台のそばには女川原発があるし、福島には「原発銀座」として有名な、数珠つなぎに並んだ原発群があります。

一九九九年に「JCOバケツ臨界事故」で多くの死傷者を出した東海村には、新旧ひっくるめてたくさんの原発や核燃料施設や放射能使用施設が密集しています。

……大丈夫だろうか、と不安がよぎりました。

その夜は、怖くて寝られなかった。

なにしろ東日本の太平洋側のあちこちで、地震が花火大会のように連発をつづけ、それればかりか長野までが、大震災当夜の真夜中に、突然おおきな地震に襲われた。

わたしは空襲を体験したことはないですが、いつどこに襲来するとも知れぬ爆発的な破壊におびえながら、空襲をうけているような気分になり、怖いやら悔しいやらで、半泣きで夜を明かしました。

＊

東日本大地震のマグニチュードは「九・〇」に上方修正されました。

気が遠くなるような大地震です。

そして大津波。

町も村も津波にのまれ、戦争よりも無残な廃墟が延々と広がるありさま。これだけの猛威を受けたのだから、海岸沿いに並んでいる原子力発電所が無事なわけはない。

案の定、やられていました。


しかも爆発したのです。

おまけに、AC公共広告機構のテレビCMじゃないが、ポポポポ〜ンと、福島第一原発は1号機から4号機まで、ぜんぶ爆発したり火を噴いたりして、原形をとどめぬほどの破壊にいたりました。

原発が爆発した以上、けっして原子炉の外に出してはならぬ各種の核分裂生成物（死の灰）が、いっきに野外に噴き出されるわけですから、放射能災害の規模がチェルノブイリ事故「並み」になってもならなくても、とにかく自然環境に破局的な影響をもたらすのは確実です。

そして、少なくとも原発の地元に住む人間や動物にも、はかり知れない健康被害が、将来にわたって及ぶことになるわけです。

二五年前（一九八六年）、チェルノブイリ原発事故が起きたときは、日本にまで放射性物質が飛んできました。原発の〝死の灰〞をふくんだ雨も降りました。とにかく雨が降ると不安でした。

わたしがまだ小学校の低学年のころは、冷戦時代のまっさなかで、アメリカとソ連が競い合って原爆や水爆の実験をしょっちゅうやっていました。中国でも原爆実験が行なわれたし、南太平洋ではフランスも水爆実験をしていた。そういうわけで、〝死の灰〟が混ざった雨が、ほとんど日常的に日本にも降りそそいでいたのでした。

雨は人のこころを憂鬱にしますが、とりわけ核実験の〝黒い雨〟は、子供ごころに気が滅入《めい》るものでした。

チェルノブイリ原発事故のときには、ヨーロッパ産の乳製品やジャムその他の食品が、放射能で汚染され、食べるのは危険な状態になったので、輸入規制されました。わたしは欧州産のチーズやコケモモのジャムなどとは、ふだん縁のない生活をしていましたが、それでも食品の選択肢が非常にせばめられて、とても残念な、くやしい思いをしたのを覚えています。

チェルノブイリの原発災害によって、世界じゅうの人たちが、「原発は大事故を起こしません」と宣伝してきた安全神話や、「原発はもっとも安いエネルギー源です」と宣伝してきた経済性神話を、根本から疑いはじめました。そして反原発・脱原発を求める人々の声がいっきに高まったわけですが、これは至極当然のことでした。

にもかかわらず、日本では政府も電力会社も、国民の声に耳を傾けようともせずに、原発の建設をごり押ししつづけたのです。

政府と電力会社、それに御用マスコミが結託して、嘘っぱちのチンドン宣伝を鳴らしながら強行するという原発推進の手口と態度は、「ファシズム」そのものでした。

チェルノブイリ原発事故の翌年に、甘蔗珠恵子《かんしゃたえこ》さんという福岡のお母さんが、原発の危険性を説いて人々の目覚めをうながす長い手紙を書き、これが『まだ、まにあうのなら』（地涌社）という本になって世にでました。

甘蔗さんの、こころの底からの訴えに共感する人は、それこそ連鎖反応的に、爆発的に広がっていき、日本の多くの人々の、原発というものに対する認識に、大きな影響をあたえたと思います。

それにしても、『まだ、まにあうのなら』は、ソ連の西はずれ、ほとんど東欧といってもいい場所で起きた原発一基の爆発事故だったわけです。

あの原発事故がおきたチェルノブイリという町は、ソヴィエト社会主義共和国連邦という馬鹿でかい〝合州国〟の辺境に位置するウクライナという国にあったわけですが、ウクライナは「ヨーロッパのパン籠《かご》」と呼ばれていたほど重要な穀倉地帯でした。

ソ連の人々の胃袋を支えていた重要きわまる農業地帯だったのに、そんな場所に原発があったわけですね。

これって日本と同じじゃないですか。

日本でも、なぜか、重要な農業地帯に、原発が押しつけられている。

原発がつくる電力は、ほとんどが、都市や工場地帯で消費されているです。なのに、そういう原発が、自然環境を汚せばただちに食糧汚染につながる農業生産地に、押しつけられてきた。

冷静にかんがえれば、これは自殺の企てに等しいでしょう。

チェルノブイリの事故がおきた当時、ソ連の一党独裁政府はすでにかなり〝老化〟してしまっており、KGB《カーゲーベー》という国家秘密警察の長老たちが、順繰りに国家元首のイスに座るといった体たらくを晒《さら》していました。

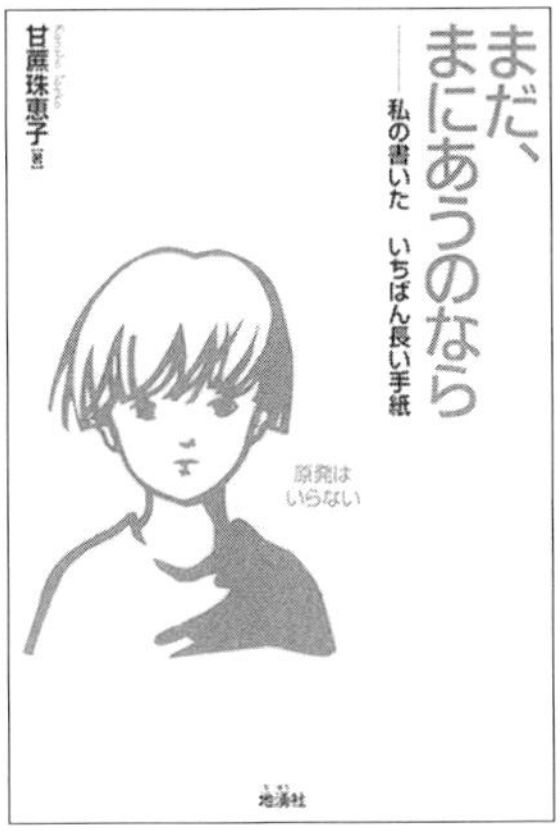

チェルノブイリ原発災害（1986年）の翌年に、甘蔗珠恵子（かんしゃ・たえこ）さんが著した『まだ、まにあうのなら』は、原発の危険性を人々につたえ、一刻もはやく日本が脱原発の道に進むことを訴えていた。

国家秘密警察やら軍のボスが国を牛耳るようになったら、その国に未来はありません。

しかしそれにしても、あれだけ広大な「ソ連邦」が一大帝国としてまとまっていたわけだし、傍目《はため》には国家として平然と持ちこたえていたわけだから、ソ連は宿命のライバル・米国とにらみ合いを続けたまま、この先も半永久的に、何百年も続いていくんだろうなあ、などと思えたのでした。……だってひとつの国家がかんたんに崩壊してこの世から消えるなんて、ちょっと考えられないじゃないですか。

ところが、たった一基の原発が爆発事故を起こしたくらいで（これ自体、とんでもない大事故であることは間違いないけれども）、それが一つの決定打となり、あの盤石《ばんじゃく》の巨大国家・ソ連は急激に国としてのまとまりが破綻していき、数年を経ずして解体をきたし、世界地図から消滅したのでした。

巨大な世界帝国を自滅させる一打になるほど、原発災害というのは強烈な〝地雷〟になることが、ソ連のチェルノブイリ原発事故で、実証されたわけです。

ところがこのゾッとするような事実も、日本人にとって、やっぱり「よその国のできごと」でした。

『まだ、まにあうのなら』は、原発が人々やすべての生物のいのちを脅かすだけでなく、国家や社会をも腐らせて、壊死《えし》に至らす危険な装置なのだと訴えて、人々に目覚めを呼びかけました。チェルノブイリ原発災害のような惨事を起こしてはならない。事故が起きるまえに、まだ間に合うのなら、原発を止めさせよう——そう訴えていたのです。

しかし今年の三月に、あんなに恐れていた原発災害が、日本有数の農業地帯で、ほんとうに起きてしまいました。

東京電力・福島第一原発の、ポポポポ～ンと爆発や火災を起こした原発群から噴き出した〝死の灰〟は、東北と関東の全域をひどく汚染し、その汚染は日本全土に及び、そればかりか空気に混じった〝死の灰〟は二週間ばかりのあいだに地球の北半球全域に広がり、さらに南半球をも放射能で汚すに至ったのです。

チェルノブイリの悪夢が、現実に、日本でおきたのです。

「もう、まにあわない……」

*

福島第一原発の爆発を知ったとき、わたしは、ふと、こんなふうに思いました。

チェルノブイリ事故の直後には『まだ、まにあうのなら』が出版されて、人々に、原発を止《や》めさせて新しい未来を切り拓《ひら》いていく、という希望を与えてくれた。だけど、あのとき恐れていたことが、ついに現実になった。「まだ、まにあうのなら」という段階は、終わってしまったんじゃないか？　どうすればいいのだろう？

放射線に被曝すれば、途方もないエネルギーで細胞のＤＮＡがずたずたに切り裂かれて、遺伝子がひどく破壊されます。遺伝子が修復できないほど破壊されれば、もうそれでオシマイ……。

この、消極的なあきらめの発想が、これまで、被曝についての〝常識〟として通用してきました。

（けれども、「放射線に被曝すれば、ＤＮＡが切り裂かれて遺伝子がひどく破壊される」というのは放射線による健康危害についての一面的な理解にすぎません。

「いや実際には高等動物たる人間には、ＤＮＡ損傷を修復するメカニズムが備わっているので、わずかな量の放射線なら大丈夫だし、むしろ逆に、健康にいいくらいだ」と反論する学者もいるくらいです。

だがこれとて、ＤＮＡ損傷だけしか見ていない、一面的な理解にすぎない。

実際には、放射線は、細胞のDNAを直接叩いてずたずたに切り裂く、という以外のやり方でも細胞を傷つけます。だから放射線の「内部被曝」、つまり体内での慢性被曝はけっして楽観できないし、えらい御用学者のセンセイが、気安めを語っても、被曝の危険性は消え去らない。

……けれども、被曝による健康被害のメカニズムを、多面的な視点でみていけば、「内部被曝」してしまっても、その影響を最小限にとどめることは可能です。その具体的な対策を、第3章で説明したいと思います）

日本は核兵器を持ってこなかった国ですから、そのせいもあって民間の核兵器被害対策のマニュアルも無いに等しいし、放射線被曝についての医療処置や医学教育も、核兵器保有国と比べれば、ひどく稚拙なものでした。

もっとも、日本は核爆弾による無差別攻撃で数十万人が殺された、世界で唯一の国なのですから、被曝医療の知識や情報は、本来なら世界でいちばん豊富に持っていてもいいはずなのです。しかし太平洋戦争が終わったのち、米国の占領下で、原爆被爆者の医学的データは日本の医学者にさえ公表されぬまま、「軍事機密」として米国に持ち去られてしまいました。しかも広島と長崎の原爆被爆者は、米国と被占領国・日本が共同で運営していた被爆者研究機関によって〝観察用のモルモット〟にされるばかりで、治療されないまま放射線被害の進みぐあいを観察されつづけたわけです。……このような、きわめて特殊で、被爆者が苦しみぬいて死のうが平気でいられるような、官僚的で軍事的なおもわくと、日本が米国の事実上の占領地でありつづけているという事情によって、けっきょく日本の国民をまもるための放射線防護のありかたは、欺瞞にみちた稚拙なものにとどまっていたのです。


放射線被曝に対する医療処置を具体的にしるした専門書として、日本で入手できるほとんど唯一の書物である『緊急被ばく医療テキスト』（二〇〇四年、医療科学社）にも、放射能汚染への対応策として、放射性物質を体内に取り込みにくくするクスリの紹介はありますが、けれど放射能汚染が日常生活にすっかり入り込んでしまったら、そういうクスリを使った医療処置では限界があるわけです。

ちなみに、そのクスリというのは、放射性ヨウ素の体内吸収阻害剤である「安定ヨウ素剤」や、放射性セシウムなどの体内吸収を阻止する「プルシアンブルー」や、放射性物質を体外へ排出しやすくするキレート剤のようなものを指すのですが……。

けっきょく、こうした医療処置はあくまでも緊急対処の域を出ず、放射能汚染の被災者たちを救う根本的な医療にはなっていません。

ここで、はっきり言っておかねばなりません。

いちばん根本的な救済策。それは言うまでもなく、最初から原発なんて作らないことです。

たとえ「起こる確率」が低くても、ひとたび起きたら破局的な災害になってしまう危険性を孕《はら》んだ原発なんぞを、カネをばらまいて貧しい農漁村に押しつけるのではなく、農村や漁村、あるいは過疎地が、迷惑施設などを受け入れなくても豊かに暮らしていけるようにすることこそが、「世を経（おさ）め、民を済（すく）う」という経世済民の基本なのです。

これまでの日本は、経世済民の大原則をわすれて、よわきもの、貧乏なものに、苦しみを押しつけて、強くてゆたかな連中だけがいつわりの繁栄を楽しむという、悪徳の道をまっしぐらに進んできた。そうした卑怯きわまる国民生活のつけで、原発事故をきっかけに、どっと噴出したわけです。

*

けれども幸いなことに、まだ希望をもつことができる。とっても重要な知恵が、すでに知られていたのです。

すなわち、体内に放射性物質を取り込みにくくし、すでに取り込まれた放射性物質の排泄をうながし、たとえ放射性物質が体内にとどまったままでそこから発される放射線が細胞を痛めつけても、細胞の損傷をできるかぎり阻止することが、高価なクスリに頼らなくても日常の食生活を工夫することで、可能なのです。

わたしはそれを、海外からの情報で知りました。福島原発の爆発事故が世界に伝えられるや、海外ではただちに、日本から飛来する〝死の灰〟に備えるためのさまざまな方策が、健康情報関係のウェブサイトやブログに掲示され、メールでその情報がひろがりました。

日本ではこれまでほとんど問題になってこなかったのですが、欧米では「放射能テロ」とか「ダーティーボム（汚い爆弾）」という発想で、放射能汚染を警戒し、それに備えるという心がまえが、この一〇年ほどのあいだに急速に普及してきました

直接のきっかけは、一〇年前の二〇〇一年「9・11同時多発テロ」だったわけです。あの事件がきっかけで、欧米

ではイスラム社会に対する警戒心や恐怖心がいたずらに増長し、「イスラム教のテロリストが街なかで放射能をばらまくかもしれない」とか、「アラブ人がわが国の原発を破壊するかもしれない」といった妄想が、政府や軍部などによって宣伝されたわけです。

これって、まるで、関東大震災のときに「不逞《ふてい》朝鮮人が井戸に毒をいれてるぞ！」とデマを飛ばして、結果的に自警団などによる朝鮮人などの大量虐殺につながった、当時の政府やマスコミのあやまちと同じじゃないかって、ふと思いました。

それはともかく、欧米、とりわけ米国では、福島第一原発の爆発事故を「ダーティーボムの爆発による放射性物質の飛散」と見なして、迫りくる放射能汚染にたいして市民各自が実行できる対策が、電子メールなどをつうじて拡散されたわけです。

＊

東京電力福島第一《ふくいち》原発が連続爆発した以上、「まだ、まにあうのなら」と言っていられる段階はおわってしまったんじゃないか？

われわれは、国民みんなそろって〝緩慢な自殺〟を受け入れるしかないのか？

……そんなことをぼんやりと考えていたときに、突然、わたしは学生の頃のことを思い出しました。

わたしは、今から三〇年まえに、筑波大学を自主退学したのですが、そのきっかけは、スリーマイル島原発事故だったのです。

一九七九年三月二十八日のことは、いまでもはっきり覚えています。

あの日、わたしは友だちの車に乗せてもらい、茨城の県南地方をドライブしていました。ぼんやりと暖かい晴れた日だったのですが、三月には似合わない、蒸しあつい日だった。しかし、とにかくボンヤリとした体感のお天気でした。なんだかキツネにつままれたような、不思議な空気の日だったのです。ごく個人的な感覚にすぎませんが……。でもそれが記憶から離れない。

その日の晩おそくに、アメリカで原発事故が起きた、というニュース報道がありました。けれど、なにしろ地球の裏側のはなしだったから、危機感はなかった……。

じつをいえば、学生だったわたしは、あのころ、原子力発電というのがどういうものなのか、まったく無知でした。「原子力発電」というのは、たとえば「コイルをぐるぐる巻きにした筒の中に超高温のガス状のプラズマを流し込んで走らせ、コイルにじかに電流を発生させる」ような、手回し発電とはまったくちがう原理の、最先端のハイテク技術なのだろう、などと、ボンヤリ考えていたにすぎません。

　筑波研究学園都市には、通産省の研究所が集団移転してきた「筑波研究センター」というのがあり、そこで共産党系の日本科学者会議が、スリーマイル島原発事故の直後に、この事故を考える討論会を開きました。わたしは、とりあえず勉強しよう、という興味本位の気持ちでその集会に出かけたのですが、学者のはなしを聞いて仰天したのです。

　だって、原子力発電というのは、ハイテクどころか、きわめて原始的でずさんなローテク技術で、事故らないほうが不思議な、あやうい道具だと初めて知ったのですから。

　つまり、原子力発電というのは、いってみれば、真っ赤に燃えた石炭をアルミホイルにくるんで、それを大きなナべにいれて、お湯をたぎらせて蒸気をおこし、その蒸気で風車《タービン》をまわして、風車につないだ発電機で、電気を起こすようなものだった……。

　じっさいには、石炭の代わりに原爆の〝爆薬〟であるウランをせっせと燃やし（「燃える」といっても通常の燃焼のような酸化反応でなく、核分裂反応という原子核の次元での変化なのですが）、それをアルミホイルでなく、ジルコニウム合金のとっても薄い被覆でくるんだ状態で、「原子炉」と称する大きなナべにいれて熱湯をわかして、水蒸気で風車をまわして、電気を起こすだけの仕掛けなのですから。

　つまり、発電の基本原理は、風車をまわして、それに直結した電気モーターのような発電機で電気を起こすという、むかしの風車や水車の時代から使われてきた古くさい仕掛けと変わらない。

　たとえ発想や方法が古くさい仕掛けであっても、安全なものであればよいのです。水車や風車だって、あんまりバカでかいものではなく、伝統的な〝適正規模〟のやりかたで利用していれば、とても便利で安心できる動力発生器なのですから。

　ところが原子力発電は、動力発生の発想も方法も水車の時代と変わらないくせに、薄い金物のさやで包んだだけのウランやプルトニウム（プルサーマル発電で用いるMOX《モックス》燃料はプルトニウムとウランの混合物）などの原爆〝爆薬〟を、慎重な制御で核分裂させ続けるというのだから、これはもう狂気の沙汰です。

原子力といっても、その正体はボイラーなのだから、運転しているうちにパイプにひびが入る故障だって当然起きるし、その場合、水だって当然もれます。家庭風呂や銭湯のボイラーなら、水もれしても〝毒みず〟ではない。しかし原発では、原子炉を冷やすために循環させている冷却水は、危険きわまる大量の放射能を含んでいる。

電気をつくるために、古くさい風車なり水車を回す――それだけのために、危険このうえない原子核の分裂反応を使おうというのですから、まったく狂気の沙汰です。

日本科学者会議のスリーマイル原発事故報告会を見に行って、そこで初めて原子力発電のきわめて原始的で危なっかしい発電原理を知り、わたしはビックリしました。

原発を推進している連中は、安全をはなから無視した原始人じゃないのか？　いや、「原発はぜったい安全だ」なんてインチキ教義を妄信して、他人ばかりか自分までだましている、原発信仰の悪質なカルト信者じゃないのか、とさえ思いました。

そういう驚きがあったので、わたしは友人とともに、原子力発電を根本から疑い、その存在意義を検証する〝研究会《サークル》〟を、自主的に結成しました。

大学でサークルとか勉強会を結成するなんて、なんら制約のない、あたりまえのことだと思っている読者もいるでしょう。しかし、当時の筑波大学では、何人かが会って話をすれば「集会」と見なされ、たとえ学術的なものでも、原発のような〝旬《しゅん》の社会問題〟をあつかう集会は「政治集会」と見なされていたのです。しかも「集会」を行なうには、集会の参加予定者や内容を記した「許可申請書」を作成して、「顧問教官」からサインとハンコをもらって、大学の学生部に提出して、いちいち許可をもらわねばなりませんでした。この手続きをおこたれば「不当集会」と烙印をおされて懲戒処分を喰らうのです。さらに、学校の授業とは無関係の「政治」や「宗教」をあつかう「集会」は、それだけで禁止でした。

そういうわけで、原発問題を考えるサークルを立ち上げるなんて、それ自体が、当時の筑波大学では反逆行為だったし、「学生」として学内で「生きていく」うえでは自殺行為に等しいものでした。だから覚悟が必要でした。

そもそも筑波大学は、学生の異議申し立てや自主的な学習会活動などをつぶすために文部省がデッチ上げた〝大学モドキ〟でした。

前身の東京教育大学や東京文理科大学は、学生も教員も知識人としての自覚や責任感をもち、社会悪を鋭く追及する批判精神に満ちていました。ノーベル物理学賞をうけた朝永振一郎博士は、そうした健全な懐疑精神と学究心が支えてきた学園で、学長として大活躍し、科学界の民主的発展のために力を尽くしたのです。

　ところがそういう良識の府、理性の府は、独裁統治を続けていきたい政府にとっては、このうえなく邪魔だった。それで東京教育大学をつぶして、まったく新奇な大学をデッチ上げようと考えた。それが「紛争のない大学」という売り口上《セールスコピー》で計画立案された、筑波大学だったのです。

　東京教育大学の教員たちは、朝永教授もふくめて、母校が殺されてこんなファシスト大学に生まれ変わるのを猛烈に反対しました。『ベルサイユのばら』で知られる漫画家の池田理代子さんも、移転騒動のまっさなかに教育大学文学部で哲学を学んでいましたが、もちろん、こんな身勝手な大学つぶしには反対していました。

　余談ですが、わたしが筑波の学生だったころ、学園祭の実行委員会が池田さんに講演会の出演をお願いしたことがありましたが、筑波大学とは関わりをもちたくない、とキッパリ断られました。東京教育大学は、廃校にして「筑波大学」に名を変えて茨城の山奥に強制移転するという政府計画をめぐって、賛成派と反対派に大きく割れました。理学部の物理学の教員たちは、いなかの広大な開拓地に米国ロスアラモスなみの立派な原子核研究施設がつくってもらえる、とハシャいで、移転計画の牽引役になりました。いっぽう、文学部は、書籍や文献の入手すら困難なへき地に大学を強制疎開させる愚策に断固反対しました。

　東京教育大学は、一八七二年に創られた師範学校が原点であり、以来、時代の移り変わりとともに、さまざまな師範学校や文理科の専門大学との糾合離散をせわしなく繰り返しながら、アメーバのように発展してきたのでした。日本でいちばん、政府の思惑にふりまわされてきた大学だったといえるでしょう。それにしても一〇〇年間、近代日本国家の成立とともに、この大学はずっと東京に根を張り、学問のネットワークを築き上げてきたわけです。だから「教員や学生が政府にモノ言うような民主的な大学はウザイから、いっそ潰してイナカに移すからヨロシクね」などという政府のワガママで殺されてたまるか、という怒りと憤《いきどお》りで、筑波移転反対闘争が起きたのは当然のことでした。

　そして東京教育大をつぶして筑波山麓で新大学として再出発させる、という政府の計画には、教育大の教員や学生だけでなく、多くの大学人や知識人が反対しました。学会をあげて反対の声を上げた学者たちもいます。ドイツ文学系の学会だったと思いますが、移転に反対しただけでなく、筑波大学が開学したのちも、学会あげて、文部省の植民地のようなこの新大学に教員を送ることを集団ボイコットしたのだと、よその大学の先生から聞かされたことがありました。

けっきょく政府・自民党は国会強行採決で筑波大学法案を可決し、一九七三年の十月という中途半端な時期に、筑波大学は開学しました。そして七八年三月末をもって東京教育大学は廃止されたのです。池田理代子さんが筑波大学の学園祭で大学当局が主催する講演会（この大学の「学園祭実行委員会」は学生の自主的な組織ではなく、大学事務系統の末端で働くボランティア集団にすぎませんでした）からの依頼を拒否したのは、その直後のことだったわけです。

脱線ついでにもうひとつ、原発がらみでぜひ書いておきたいことがあります。

東京教育大学のなかで、教育大を廃止して筑波に全面移転する、という政府自民党の「紛争なき新大学」構想にまっさきに飛びついて、その強力な推進役、つまり学園内部からの政府内通工作員として、大活躍したのは、理学部の物理学者たちでした。そして、そのリーダー格は、学者の世界では〝図々しさ〟を意味するドイツ語の「強心臓《ヘルツ》」というあだ名でなかば呆れられ、なかば嘲笑されていた、福田信之という教授でした。

福田信之は、教育大の移転反対運動を蹴散《けち》らして筑波大学を開学にもっていった勲功が認められ、のちに（わたしが大学をやめた直後）学長になった男ですが、こいつの生きざまは、御用学者の栄枯盛衰そのものでした。

太平洋戦争中に、日本でも軍の主導で原爆開発の研究が行なわれたことは、かなりよく知られています。陸軍は理化学研究所の仁科芳雄研究室に原爆開発を委託し、このプロジェクトは仁科博士の名にちなみ「ニ号研究」の暗号名で呼ばれていました。海軍も京都帝国大学・理学部の荒勝文策教授に開発を依頼し、こちらは「Ｆ研究」と呼ばれていました。

理化学研究所の「ニ号研究」には、物理学の若き俊英たちが集っていたのですが、そのうちのひとりが福田信之でした。

しかし原爆の〝爆薬〟に使うだけのウラン２３５を入手するには、途方もない量のウラン鉱石を精錬し、徹底的な濃縮を行なう必要がある。日本にはそれだけの資源も技術もなかったわけで、けっきょく「原子爆弾を今回の戦争で実現するのは無理。実用化は次の大戦を待つほかない」といった悲観論が研究チームに広がるなかで、突如、アメリカ製の原爆を喰らったわけです。

二発も原爆を喰らったあげく、日本はようやく連合国に無条件降伏し、国内の雰囲気は、あたかもアメリカが「解放軍」でマッカーサー元帥が「国父」ででもあるかのような、賑々《にぎにぎ》しいアメリカ礼賛に一八〇度変わってしまったわけです。

アメリカに落とすはずの原爆の開発に燃えていた福田信之は、終戦直後に、共産党が主導する「民科」(民主主義科学者協会)に加わり「左翼活動家」になりました。ところがその後、アメリカでマンハッタン計画の落とし子である巨大な国立原子力研究所を目の当たりにして、アメリカかぶれになって帰国し、日本にもロスアラモスやローレンスリバモアみたいな巨大な核物理研究所を作りたい、と奔走するようになりました。

米国は戦時中、超極秘の原爆製造プロジェクト「マンハッタン計画」を進めるために、西部の未開の荒野のなかに、途方もなく大きな研究所群をつくりました。まさに原爆開発のために「研究学園都市」を作ったわけです。福田信之は、そうした「研究学園都市」を日本に作りたいと夢想しました。いっぽう、政府自民党も、東京の一極集中を緩和するために、都心になくてもいいような〝機能〟は、へき地に移してしまえ、と考えていました。そうすればへき地に大量の移民が入るから、地方の活性化につながるだろう、と……。これは中国北辺の満蒙の未開地に移民を送り込んで、日本国内(内地)の社会不安をガス抜きしながら、外地の開発も進める、という昔なつかしい発想の二番煎じだったのです。日本全国のへき地に原発が立地されたのも、これと同様の発想だったといえるでしょう。「邪魔もの、厄介ものは、へき地に持っていけ」という、〝お片付け〟の発想です。こうして、だだっ広いだけの未開林《やま》におおわれた筑波山麓に、「研究学園都市」と新大学の建設地として、白羽の矢が立ったのでした。

皮肉というか、見方によっては恐ろしい話ですが、「筑波研究学園都市」は、建設構想の段階では、アメリカ西部の砂漠に作られた原爆開発都市だけでなく、ソ連がシベリアの未開地につくった研究学園都市「アカデム・ゴロドク」を、手本にしていました。ソ連はなぜ研学都市をシベリアに建設したか? いうまでもなく極秘の軍事研究を効率よく進めるためだったのです。

忠君愛国の原爆科学者が敗戦とともに共産党の模範科学者に変身し、渡米してアメリカかぶれの「おくれてきたマンハッタン計画おっかけ」に変身……と、福田信之はめまぐるしく〝変態〟を繰り返したわけですが、筑波移転問題で自民党と仲良くなったせいだったのか、筑波大学が完成する頃には、すっかり国際勝共連合のリーダー的な御用学者に変身していました。

　国際勝共連合は、六〇年安保条約の成立工作をやらかしたことで歴史に悪名を刻み、いまでは米国政府の情報公開でＣＩＡから活動資金をもらっていたこともバレている自民党の岸信介が、韓国で似非キリスト教カルト集団・統一教会を旗揚げした文鮮明教祖や、かつて米国タイム誌の記者に「ワシは世界で一番金持ちのファシストや」と気どってみせた笹川良一と、結託して立ち上げた国際的な謀略団体です。この団体は、豊富な資金にものいわせ、さまざまな偽装工作機関を有していました。反共イデオロギーに凝り固まった大学人や評論家などを糾合した「世界平和教授アカデミー」は、その代表格だったのですが、福田信之はその幹部になったのです。

　けっきょく統一教会の偽装団体ですから、どんなに日本人メンバーが愛国的なことを言っても、じっさいには、当時まだ軍事独裁国家であった韓国の利益になってしまう、という巧妙な仕掛けができていました。おかげで、筑波大学も開学当時は、統一教会の〝喜び組〟である少女舞踊団「リトルエンジェルス」を大学の公式行事に招いて学生に見せたことがありましたし、体育授業の選択コースのなかに全国の大学のなかでも珍しいライフル射撃があったのですが、そのライフル銃は統一教会系の企業が調達していたのです。

　福田信之は、原発推進の論陣を張る学者としては第一人者でした。しかし学問の道を棄てて（たとえば専門分野の著作はほぼ皆無でした）怪しげな政治的活動に邁進していたので、マスコミからは相手にされなかった。そんな彼の活躍舞台は、もっぱら『産経新聞』と「世界平和教授アカデミー」が出していた月刊誌『知識』だったのです。

　わたしは一九八一年に大学をやめましたが、この大学の腐敗を世の人々に伝えていかねば、との思いから地元の新聞社に職を求め、さいわいにも記者として採用されたので、それからしばらく、筑波大学と研究学園都市の問題点を観察し続けることができました。

　福田信之は、わたしが大学をやめた直後についに学長になったのですが、こいつの学長在任中は大学が事実上、統一教会の宣伝装置として私物化されていたのです。

　たとえば「新しい教科書をつくる会」が、きわめて右翼的でイデオロギッシュな偏向教科書を自作して、それを教育委員会に採択させる政治運動を行なっていますが、そもそも、従来の教科書を「左傾的」だと決めつけて否定する「教科書攻撃」は、統一教会の対日戦略に沿って、福田信之が八〇年代はじめに、世間の目がとどかぬ筑波大学で陰謀的に仕掛けたものに他なりません。

八〇年代なかばには、大学施設に国内外のオカルト関係者を呼び集めて国際オカルトシンポジウムを大々的に行ない、これがきっかけで、九五年のオウム真理教事件に結実することになるニューエイジ・オカルト政治運動が組織的に展開されることにもなりました。なお、この筑波大学オカルトシンポは、国有財産である大学施設を使用したにもかかわらず、大学紀要には一言も触れられていない〝公私混同〟〝公的財産の私的流用の極致でした。わたしは当時、どうして大学で、オカルト雑誌の関係者やパフォーマーやカルト集団関係者などを集めてオカルトの宣伝を行なうのか、理解に苦しみました。しかし数年後、日本の社会は、戦後一貫して追い求めてきた合理性と科学的精神を放棄し、迷信的な風説やカルト商法が蔓延する、暗黒世界に成り果ててしまったのです。……統一教会が筑波大学を拠点に展開した意図的・組織的なオカルト復興運動の、ほんとうの狙いは、これだったのかと今は思っています。すなわち、日本社会の合理的・科学的な思考の風土を根絶するという狙いです。

今になって思えば、福田信之が旗振り役になって一九七〇～八〇年代にせっせと行なわれていた統一教会「世界平和教授アカデミー」の活動は、日本の活力を奪う自爆的な工作だったわけです。しかし冷戦時代には、保守派の文化人はほとんど「反共」でありさえすれば日本の利益になると妄信して、日本の文化と社会を窒息させる愚策を、熱心に進めていたわけです。

チェルノブイリ原発事故がひとつの決定打となり、永久に続くかにみえたソヴィエト連邦は、またたく間に崩壊しました。そして冷戦の時代は敢えなくおわった……。冷戦という特殊な環境のなかで利益を追い求めてきた御用学者たちは、ハシゴを外されたわけです。栄養豊富な肉汁をとつぜん取り去られたバイ菌のようなもので、「反共」の憎悪を煽動することで活躍の場を得てきた学者文化人の連中は、大混乱をきたしました。福田信之の場合は、統一教会の出版部門である世界日報社から『文鮮明師と金日成主席――開かれた南北統一の道』（一九九二年）という本を出し、あろうことか文鮮明だけでなく北朝鮮の金日成を絶賛したのです。きのうまでの「反共の闘士」を気どっていたのに、単なるカルト狂信者だった。しかも本人はそれを恥ずかしげもなく本にして出した……。日本の原子力政策の旗振り役だった代表的な物理学者が、その時々で宗旨替えをくりかえし、狂信を生きてきたのだから、日本の原子力政策そのものも、カルト宗教だったんじゃないか？

とにかく、これが、この男の最期でした。この直後（一九九四年）に、筑波大学出身の医者が不倫のあげくに妻と二人の幼児を殺して横浜港に沈めた犯罪が発覚し、ワイドショーや週刊誌はお祭り騒ぎ。筑波大学は、なによりも道徳観念の欠けた不倫殺人医者を生み出した、糞イナカのゴミ溜め学校として全国に名を広めたのです。

この騒動のさなかに、福田は寂しく死んでいきました。老人ホームでひっそりと世を去ったそうです。翌（一九九五）年にはオウム真理教の地下鉄サリン事件が起き、そのサリンを製造した筑波大学農芸化学専攻の信者が逮捕されています。

けっきょく、東京教育大学をつぶして、その残滓《のこりかす》を北関東の最果てに持っていって「筑波大学」などと看板をかけ替えたけれども、これは日本社会から合理的・科学的な精神活動を追い払う象徴的な出来事だったわけです。つまり思慮分別のない金色夜叉どもが、日本の自殺をみずから招いたわけでした。

すっかり脱線してしまいましたが、はなしをスリーマイル原発事故の直後に戻します。

その年（一九七九年）の秋の学園祭には、われわれが結成した原発問題の研究サークルが、東海第二原発訴訟原告団の寺沢迪雄《みちお》さんと、一九六〇年代後半に東大原子核研究所の助教授でありながら反核平和運動に積極的にかかわり刑事弾圧から市民をまもる「救援連絡センター」にも参加しながら反原発運動の先駆的な指導者として活躍していた放射線物理学者・芝浦工大教授の水戸巌《いわお》さんをお招きして、講演会を開きました。筑波大学に反原発の学生団体が登場したのは、開学以来初の画期的な〝事件〟でしたし、まして反原発訴訟の原告や、反原発の学者がキャンパスに登場するなんて、それまで想像すらできなかった〝驚天動地の大事件〟だったのです。なにしろ当時の筑波大学には、軍事独裁時代の韓国の秘密警察「Ｋ《コリアン》ＣＩＡ」になぞらえて、「Ｔ《ツクバ》ＣＩＡ」と呼ばれて恐れられていた「学生担当教官室」という学生監視の専門機関が置かれ、政治運動に関わった学生などは公安警察に情報が送られて、警察の監視がつくというありさまでした。

前年（一九七八年）の秋に茨城県議会議員選挙があり、筑波大学の学生数百名が、地元の候補に〝一票数千円プラス弁当付き〟で買収されて、投票日の朝、キャンパスに一斉集合して用意したバスに乗り込み、旧村落の特票所に送りだされて、この候補の名前を書いた、という信じがたいハレンチ選挙違反事件が起きました。学生のオルグには、移転推進派として動いた有名な教育学の教官も関与していました。じつはわたしもオルグされたのですが、投票日当日はひどい下痢で寝込んで、辛《から》くも難をまぬがれたのでした。この事件は「筑波大生・県議選大量買収事件」として歴史に名をとどめることになりましたが、どうしてこんな低劣な、道徳も知性もマヒした集団犯罪が起きたのかが問題となり、筑波大の学生たちのなかに、「言論や政治活動を圧殺してきた学生管理体制が、家畜なみにバカな学生を大量生産してしまったのだ！」という深刻な反省と、悔恨が広がりました。

この不正選挙事件がきっかけで、七八年秋以降、筑波大の学生の多くは急速にラディカルになっていったのです。そして、例年、学術講演会すら大学側の圧力で自粛し、いちいち大学当局《オカミ》の顔を伺いながら、みずから「見ざる・聞かざる・言わざる」の自閉的な殻に閉じこもっていた学生たちは、七九年の学園祭を「自主学園祭」として実現させる決意を固め、大学当局と死闘のような交渉を続けながら、最終的には大学職員が学園祭実行委員会の学生数名に衆人環視のなかで集団暴行をはたらくというハプニングがおきて、それで学生たちは怒りの大衆決起で大学本部管理棟のガラスをぶち破って津波のようになかに突入し、フロアに座り込んで抗議の声を上げる……という劇的展開になり、大学側もこれに恐れおののいて、とりあえず、学生側がどんな学祭を行おうが黙殺する、というコメントを出して、交渉を打ち切ったのでした。

そういうわけで、七九年秋の筑波大の学園祭は、開学以来はじめての、ふつうの大学なみに内容がゆたかな催し物にすることができ、それ以降も、これを「前例」に掲げることで、基本的には他大学に近い水準の学園祭が実現できるようになったわけですが、しかしこの時は、学園祭が終わるや、実行委員会の学生たちに大量の不当処分が及びかねない危機がやってきました。わたしも反原発で企画を行ない、寺沢さんや水戸さんという原発反対運動の第一人者を学内に招いて講演会をやった以上、大学側はこれを「政治集会」とみなして処分をかけてくるのは確実であろうと覚悟しました。

で、ベ平連（ベトナムに平和を！市民連合）のような、党派性のない、個々の学生が気軽につどって意思表示を行なうスタイルの「反処分連絡会議」（略称・反処連）の結成を呼びかけ、連日、学内で処分反対の集会を開いたり、個々の学生がじぶんの発意でビラを作って配布するなど、日常的な学内での学生運動を行なうようになりました。まったく政治に関心がなかった「ノンポリ」の学生たちが、当時まだ他所《よそ》の大学では勢いがあった既成の政治党派にいっさい頼らぬ「ノンセクト」の立場をつらぬいて、政府自民党が何千億円もかけて東京教育大学をつぶして筑波山麓にデッチ上げた「紛争なき大学」に、日常的な「紛争」を定着させて、学内の教室を占拠して「解放区」にし、図書館前の広場で毎日、処分反対をうったえる演説集会を開くようになったのです。

こうしてわたしの学生生活は根本から変わりました。覚悟をきめて、処分反対運動を進めるうちに、視野がひろがり、社会への認識も爆発的に深まっていきました。

筑波大学の学者たちは、原発推進の工作員や、水銀中毒の公害病なのに「ウイルスのせいだ」とデマをばらまいたウソツキ学者やら、異議申し立てをする学生たちを「カルシウムが足りないから気が変になってああいうバカな騒ぎを起こすのだ」と授業で教える神経生物学の教授やら、「親子関係に問題があるから学生運動などをやって騒ぐのだ」などと平気で論文に書くバカな精神医学者など、御用学者ばかりだということが判ってきました。

そういう大学で、信頼のおけないサラリーマン教員たちにオドオドと色目をつかいながら〝家畜の優等生〟みたいな生活をつづけたら、人間としてダメになってしまう……と自分のこれからの生きかたを思案せざるをえなくなりました。そんなわたしが感化を受けたのは、詩人の寺山修司の生き方でした。この人は早稲田大学に進んだのですが、入学してすぐに授業があまりに馬鹿馬鹿しいのでサボり、図書館で本を読み耽ったり、映画や競馬やアルバイトなど、およそさまざまな〝課外活動〟をひとりで追求したすえに、自主退学しています。わたしもそういう生き方をしたい、と思ったのです。

いわば、わたしのほうから大学に絶縁状を突きつけて、クラスの仲間たちが卒業していった数日後、八一年の三月末に自主退学したのですが、親にはこうした事情はぜんぜん話していなかったし、話したところで容易に理解してもらえるとも思えない。なにしろ、わたしの体験もそうですが、個人の体験というのは、他人には想像できない領域がある。戦争体験・被災体験・子育て体験などなど、他人の体験談を聞いて、かなりの部分は想像力を働かせることで、わかったような気になるけれど、やっぱり極私的な部分で、他人には理解できない部分も残るわけです。……だからこそ、一人ひとりが生きていることそのものを尊重しなきゃならないわけですが。

とつぜん大学をやめて遊んでいるわけにもいかないので、いろいろと仕事を探し、連日、午前三時半ごろ起きて支度をして、あさ一番の常磐線のぼり列車で東京に行き、中途採用の企業面接を受けました。そんなおり、たまたま大学の地元にあった地方新聞社が記者を募集しているのを広告で知り、そこに就職することができました。

　その地元新聞社に入るなり、筑波研究学園都市で大きな事件が持ち上がりました。科学技術庁所轄の理化学研究所が住宅地のどまんなかに、Ｐ４レベルの遺伝子組換え実験施設を建てるというのです。Ｐ４レベル施設というには、最も危険な生物兵器レベルの病原体をあつかうための実験施設で、プルトニウムをあつかう〝手袋つき密閉実験箱《グローブボックス》〟と同様の実験箱をそなえた密閉実験室のなかで、エボラウイルスなどをあつかうものです。大がかりなＰ４施設は米国のＳＦ映画『アンドロメダ……』（原作はマイケル・クライトンの『アンドロメダ病原体』）で見ることができますが、当時は米軍フォートデトリック生物兵器研究所やソ連の生物兵器開発施設など世界に数ヵ所しかありませんでした。

　わたしはローカル紙の記者としてこの問題を精力的に追及し、地元には建設反対の住民運動が起きました。当然、地元では政治問題に発展しました。当時は「つくば市」はまだ存在しておらず、研究学園都市は六町村にまたがって位置していたのですが、研究学都市そのものは幕府の天領みたいに政府直轄で、都市経営は政府が行ない、地元町村はその下請けにすぎませんでした。理研Ｐ４施設の予定地は谷田部町にあったので、この小さな町の議会も揺れに揺れました。

　当時の谷田部町の議会には、町政を牛耳る〝田中角栄〟のような大有力者がいました。この人物（Ｗ議員としておきましょう）はＰ４建設計画には当初「否定的」で、議会も最初のうちは「大政翼賛いたしかねる」という意向で、政府の危険施設の押し付けに反対する決議を出しました。ところがその後、科技庁・理研は新聞社を買収してＰ４施設〝受け入れ世論〟を捏造するための提灯《ちょうちん》記事を連日連載し、その一方で、谷田部町の議員たちを饗応接待して議決をひっくり返そうと、反攻に出たのです。

　科技庁・理研は当初、水戸に本社がある『茨城新聞』に買収アプローチをかけましたが、一蹴されました。それで同紙よりもはるかにマイナーな地方紙だった、わたしの勤務先に買収工作をかけたのです。残念なことにわたしの勤務先はこれを受け入れ、一本一五万円で二〇回連載という「Ｐ４施設をかんがえる」提灯記事で、世論操作を助けることになったのです。当時のわたしはそんな事実を知るよしもなく、この提灯記事に、原発反対運動で知られる埼玉大教授の市川定夫さんや、理研のなかでＰ４建設計画に異議申し立てをおこない宮島龍興《たつおき》理事長から凄惨ないじめを受けていた理研研究員・槌田敦さんのインタビュー記事を必死で書いていたわけです。

　（ちなみに宮島龍興は東京教育大理学部の時代から福田信

之の子分として動いてきた物理学者で、この男も学者としてはほとんど実績がなかったのですが、教育大筑波移転の勲功を認められて、福田の露払いとしてまず筑波大の学長になりました。わたしが筑波大に在学していたときの学長だったわけですが、福田の学長就任とともに理研の理事長に横滑りし、Ｐ４施設建設の指揮をとり、理研内部の批判勢力を未曾有の〝つくば式〟処分や嫌がらせで弾圧しました。Ｐ４施設が完成すると、こんどは通産省と文部省が全国の教育用パソコン市場の独占をもくろんで設立した「コンピュータ教育開発センター」の理事長へと横滑りしています。原子力委員として原発立地を推し進めた〝戦犯〟でもあり、さらにまた福田と同様、国際勝共連合の有力な学者メンバーでもありました）

科技庁・理研は谷田部町議会の議員たちを饗応接待で買収しました。ひとたびそういうダーティーな接待をうけたら、もはや悪事の誘いや不正行為の依頼をこばむことはできなくなります。いわばイナカ議員どもの〝キンタマを摑《つか》む〟ことに成功したのです。いったん摑んだキンタマは、逆らえば握りつぶすまで……というわけ。

こうして一度は「Ｐ４施設受け入れ反対決議」を出した谷田部町議会が、ふたたびＰ４施設がらみで決議を出すという情報が伝わってきました。しかも当初、反対派の急先鋒のように振る舞っていたＷ氏が、あろうことか配下の議員たちを説伏《オルグ》して、先の決議をひっくり返して「受け入れ賛成決議」を再可決する、というのです。ところが肝心のＷ議員は、こつぜんと町から姿を消しました。なんと千葉県の放医研（放射線医学総合研究所）の付属病院に入院したという。病院なら茨城にもあるし、なにより立派な大病院が筑波大学に併設されているではないか……。なのになぜ放医研の病院に入院する必要があったのか？　放射線被曝でもしたのか？（笑）　……いいえ、ちがいます。科技庁が手を回して、Ｗ氏をはるか遠くの所轄研究所（放医研）の病院に隠して匿《かくま》っていたのです。

谷田部町議会の開催当日、Ｗ氏は放医研病院から議場にやってきて、すんなりと「Ｐ４施設受け入れ決議」が決まりました。かけだしの新聞記者だったわたしは、この騒動から多くの教訓を得ました。まず、マスコミは政府機関にかんたんに買収されるということ。そして、接待饗応にうかつに応じると〝キンタマを握られる〟ということ。さらに、科学技術庁とか理化学研究所とか放医研など、「科学」を看板に掲げているくせに、犯罪的な秘密工作を平気でおこなう恐ろしい体質の組織だということ……。科技庁は全国の原発立地で、こうした汚い手をさんざん使ってきたのでしょう。谷田部の村落でいばっていた〝ミニ角栄〟なんぞ、赤子の手をひねるみたいに簡単に飼い慣らしてしまったのです。

とにかくこうした何重もの仕掛けをつくって、いったん決まった議会決議が一八〇度ひっくり返ったわけですから、地元住民が唖然となったのは当然のことでした。わたしも呆気にとられました。その後、勤め先の新聞社が、科技庁・理研の買収工作で動いていたことを、提灯記事には関わっていなかった先輩記者から、雑談のなかで教えられたのです。彼はおもむろに「サトウくんも可哀想になあ……」と言った。「え?」と聞くと、かくかくしかじかで理研の宣伝を請け負って、キミが一生懸命書いていたのは、あれ、提灯記事だったんだぜ……との話。全身から力が抜けましたね、それを聞かされたときは。……で、会社の事務室にあった、新聞社が理研に出した領収書の写しまで見せてもらった。……反対運動の住民たちに支えられて記事を書いてきたわたしとしては、もうこの会社に居られないと思った。そういうわけで、八二年の春に、退社したのでした。

*

長いながい前書きになってごめんなさい。

だけど、わたしはわたしなりに、原発推進派の狂気の人々と直面し、それで人生も大きく変わり、スリーマイル島原発事故とその後の筑波研学都市でのさまざまな出来事のなかで体得した知識や教訓をいかして、いま物書きをやっている。……それを突然思い出したわけです。

福島第一原発から放出された〝死の灰〟は、風に乗って遠くまで飛びます。東京電力も政府も、どれだけの〝死の灰〟が噴き出したのか、観測データすら出さなかった。そうしたなかで頼るべき情報といえば、外国の気象庁などが発表していた〝死の灰〟拡散予測図くらいしかない。

連続「水素爆発」直後の三月中旬に、いくつかの〝死の灰〟拡散予報を見つけ出し、それを参考に行動するようになりました。わたしが住んでいる地方にも、三月二十日ごろには〝死の灰〟(とくにヨウ素131)が飛来する可能性が出てきたので、地元のマスコミにこの件を伝え、「大学などで正確な測定を開始して、有意な測定値が出ればかくさずにそれをちゃんと発表し、情報欠乏によるパニックから農産品などに根拠なき風評被害が及ぶのを避けるべきだ」と提案もしました。……しかしマスコミはいまもって、この声を完全に無視したままです。そして実際、顕著な放射能汚染も観測されるようになり、農産物などへの忌避が始まっています。汚染の疑いがある食品を、一般の人たちが忌避するのは当然のことです。これは自分のいのちを守るための正しい態度なのですから。

三月の半ば、〝死の灰〟拡散予報を海外の政府機関が発表していることを知ったわたしは、ネットの掲示板などにも匿名でこの情報を知らせました。その後、これを活用する人たちが出てくるようになったけど、当初はこのカキコミを邪魔者あつかいする反応もありました。

人は、自分にとって不都合な事実や情報を避ける傾向があります。そうした情報に背を向けて、自分が信じたい情報なら、たとえ怪しいものでも、自分をだまし、なだめすかして、飛びつく心理がはたらきます。

福島第一《ふくいち》原発からの〝死の灰〟の拡散予測を、見たくない人に無理やり見ろとは言えない……かもしれない。しかし命にかかわる重大な情報なのです。それに背を向けるのは、自分で死神を呼び寄せているようなものです。

（なお、本書の「はじめに」で紹介した『紙の爆弾』二〇一一年五月号の記事には、〝死の灰〟拡散予測を発表している外国の公的機関のウェブサイトを紹介しましたが、日本政府が外国政府に充分なデータを提供していないことが災いし、同記事で紹介したウェブサイトは今や〝死の灰〟拡散予測の発表をやめてしまいました。日本政府は、日本国民を放射能汚染から守ることに、関心がないようです。そういう政府に期待をかけても虚しいだけですし、裏切られる可能性が高いでしょう。我々は、政府の尻を叩きながら、しかし政府に頼らずに、自分の生命は自分で守るという決意をもって生きていくしかありません。ちなみに、いま現在すでに政府などを頼らず市民が独自に放射能測定をする動きが広がっており、本当の民主主義の基礎となるこうした草の根の動きのなかでさまざまな放射能測定データがウェブサイトに発表されるようになってきていますが、まずは「全国の放射能濃度一覧」ウェブサイト（http://atmc.jp）が役に立つと思います。また、日本政府の情報隠しに不安を抱きながら日本に住む外国人たちも、独自に放射能汚染の観測網「セイフキャスト」（http://safecast.org）を立ち上げて、草の根市民運動による汚染状況の把握に努めています）

わたしの住む町に〝死の灰〟が到達すると拡散予測が教えていた時期に、どうしても用事があって街中に出る機会があったのですが、なにも知らない若い母親たちが、赤ん坊や幼児をつれて歩いているのをみて、いたたまれぬ気持ちになりました。その直後には町内会の仕事で、雨に打たれながら一時間ばかり資源ゴミ収集の作業をしたのですが、その後、たちの悪いカゼのような、だるくて微熱が引かない症状に見舞われ、これが一カ月ちかくも続き、その後、扁桃腺からの出血が一週間くらい続くという、ちょっと体験したことのない健康障害にもなりました。原因が何だったのか知りませんが、福島や東京周辺で報告されていた子供たちなどの健康障害は他人ごととは思えませんでした。

そういうわけで、震災の翌月はじめに出る『紙の爆弾』五月号には当初、地震関係の記事を予定していたのですが、中川編集長に無理にお願いして、本書「はじめに」に収録しているマニュアル記事を載せてもらったのです。

その後、おもにチェルノブイリ原発災害の教訓を生かすかたちで、放射能汚染下で日常生活を続けざるを得ない人々のために、内部被曝を可能なかぎり防止するためのノウハウがいろいろと発表されるようになってきています。

本書では、放射能汚染下で生きのびるために必要な、最低限の〝常識〟をおさえたうえで、内部被曝を予防するのに有効な、食養生などのノウハウを、いくつか紹介します。もし増補の機会があれば、この部分の情報はもっともっと充実させていきたいと考えています。巻末には資料をつけました。ウクライナのチェルノブイリ原発事故から〝死の灰〟が飛んできて地上に降り積もり、それによる放射能汚染ではかりしれない被害をうけた、隣国〝白ロシア《ベラルーシ》〟で、父母向けに発行された解説文書の邦訳です。ベラルーシでは政府が各地区の学校その他に放射線測定器を設けて、住民が持ち込んだ食品などの測定を無料で行なっています。信頼のできる、地域住民が主体となった、放射能汚染の監視体制をつくるのは、日本でも急務の課題でしょう。

放射線を浴びれば人体の細胞はかならず損傷をうけます。しかし、食生活の工夫などで、被曝の規模を小さくし、損傷の進行を遅らせ、さらに損傷をあるていど抑止することは可能です。本書で語るのは、その方策です。しかしこれは根本的な解決ではありません。放射能汚染がはげしい場所に住んでいれば、それだけはげしく被曝するので、食生活その他による小手先の対策で被曝による健康被害を押しとどめておくことは出来ません。根本的な解決――それは、ひどく汚染されている場所から逃げることです。

しかし人それぞれに事情があり、避難という最良の解決策を選べないこともある。ならば放射能汚染の現場で、生活環境とじぶんの体内の放射能汚染を、できるかぎり除去して、体力を高めて、被曝で生じる健康障害を、最善の努力でおしとどめ、生きのびるしかありません。

生きのびましょう。

　我々の世代の大失敗を、あとの世代に繰り返させないためにも、しぶとく生きのびて、生きのびた者たちの怨嗟《えんさ》の力で、原発公害を生み出した犯罪者たちを追及していかねば、死んでも死にきれません。

　原発災害の被災者が、ひとりでも多く、生きのびて、こうした公害が繰り返されぬよう、歴史の生き証人としてものを言い、行動する必要がある。

だから、生きのびましょう。

日々止むことなく続いていく体内被曝を放置して、いたずらに健康障害を進行させ、死期を早める必要なんてないのですから。

第2章　知っておきたい、いちばん基本的なこと

原発事故がじっさいに起きて、本来なら原子炉から出してはならない放射性物質がいまや日常的に、野外の自然環境に放出され続けています。こうしたご時世ゆえ、マスコミばかりでなく世間話でも、放射能やエネルギーのことが話題になっているわけですが、そうした話には「放射能」「放射線」「被曝」「エネルギー」から始まって、いろいろな専門用語が出てくるわけです。

人間はことばをあやつる動物です。われわれはみな、じぶんがじかに体験したことがない出来事や、行ったことのない世界のことを、他人から聞いたり本を読んだりして、ことばをよって知り、理解し、あるいは「知ってるつもり」になって了解しながら、生活しているわけです。これは学問の世界についても同じで、学者たちだって、習いおぼえた専門用語やそれらの用語で組み立てられた「ものの見方・考え方」を拠《よ》り所にして、自分の領分のしごとをしているわけです。

ことばは、「ものの見方・考え方」に枠組みをもたらして〝かたち〟を与えてくれますが、これはわれわれの、ものの見方や考え方に、箍《たが》をはめることでもあります。ことばが持つこうした性質を利用すれば、他人の「ものの見方・考え方」に決定的な影響を与えることが可能になります。さらにいえば、意図的に、あいまいなことばや、誤解が生じやすいことばを使うことで、他人の思考や世界観を一定のおもわくに沿うように誘導したり、印象操作や妄信へとマインドコントロールすることは簡単にできるわけです。これはペテン師やカルト商法の基本的な犯行の手口でもあります。

……こんなことを書いたのは、今回の原発災害でマスコミがのっけから、国民をだますような〝誤解《ミスリーディング》へと誘導する〟

報道がはびこってきたからです。

たとえば「エネルギー」という用語は、なにも電力だけを指す言葉ではないのに、マスコミは「エネルギー＝《イコール》電力」のような印象操作を行なっています。

「外部被曝」と「内部被曝」という用語も、政府や東京電力や御用学者やマスコミの悪質な洗脳のおもわくによって、国民をだまして無知のままとどめる方向に、乱用されています。

こうしたマスコミの洗脳作用は、国民一人ひとりが、自発的に、物事をきっちり見つめ、他人に流されることなく自分のアタマで考えることが大前提となっている「民主主義」を、根底からぶち壊して腐らせてしまう危険性を抱えています。しかしマスコミ報道だけでなく、放射能や原発について書かれた一般向けの本ばかりか専門書でさえ、専門用語の当世風の「定義」をとおりいっぺんに解説しているだけで、その用語が〝人間社会のことば〟として歴史的に抱えてきた本源的な意味内容まで述べたものは、ほとんどありません。

ことばの意味というのは、新聞や雑誌のように数十文字で言い尽くせるものではありません。ことばの意味は、そのことばが生み出され、使われてきた歴史と社会のなかで、結晶のように定まってきたものですから、大雑把にでもそれを理解しておけば、むやみに意味をまげて洗脳プロパガンダを企てる報道もどきが氾濫しても、それに押し流されずに正確で適切な「ものの見方・考え方」ができるようになります。

そうした観点から、第2章では、放射能汚染の日本で生きのびるために知っておきたい、基本的な知識を、かんたんにまとめておきましょう。

★1　「放射」とはなにか?

★2　「エネルギー」とはなにか?

★3　放射線と、放射能と、放射性物質を指す慣習的な語用法としての「放射能」のちがい

★4　原子と元素と核種のちがい

★5　被爆と被曝のちがい

★6　「内部被曝と外部被曝」という分け方は正確でない（「照射被曝」・「付着被曝」・「体内被曝」に分けて論じるべき）

★7　放射線の直接効果と間接効果

★8　間接効果を生み出す「フリーラジカル」とはなにか?

★9　フリーラジカルの活性を阻止すれば、放射線「間接効果」による致命的な細胞傷害を阻止できる

★1 「放射」とはなにか？

まず、「放射線」とか「放射能」という物理学用語につきまとう「放射」ということばが、何を意味するかを確認しておきましょう。

言葉の意味をたしかめるための、いちばん基本的な方法は、国語辞典を見ることです。わたしの手元にある日本語の辞典（一九八八年版・小学館『国語大辞典』）では、次のように説明されています――

ほうしゃ（旧字よみがな・ハウシャ）**【放射】**

1 中央から四方八方へ勢いよく出すこと。また、一点から四方八方にひろがること。

2 物体が熱線や光などの電磁波を放出すること。輻射。

●ほうしゃ・ぎり（ハウシャ～）【放射霧】地表面の放射冷却によって、地表に接した空気が冷却したときできる霧。主に風の弱い晴天の明け方に現れる。輻射霧。

●ほうしゃ・じょう（ハウシャジャウ）【放射状】一点から四方八方にひろがったかたち。また、その形状のもの。

●ほうしゃじょう・とざん（ハウシャジャウ～）【放射状登山】一地点に根拠地を設けて、周囲の山を次々に登る登山の方法。

●ほうしゃ・せい（ハウシャ～）【放射性】物質が放射能をもっていること。

●ほうしゃせい・げんそ（ハウシャ～）【放射性元素】放射能をもつ元素。原子核が不安定なため、自然に放射線を放出してより安定な元素へと崩壊する。

●ほうしゃせい・どういたい（ハウシャセイドウヰタイ）【放射性同位体】放射能をもつ同位体。天然に存在するものと、原子核反応によって人工的に作られるものがある。放射性同位元素。

●ほうしゃせい・ぶっしつ（ハウシャ～）【放射性物質】放射能がある物質。

●ほうしゃ・せん（ハウシャ～）【放射線】

1 同一の点を端点とする半直線の群。

2 放射性元素の崩壊に伴って放出される粒子線または輻射線。ヘリウムの原子核から成るα線、電子または陽電子から成るβ線、短い波長の電磁波から成るγ線がある。いずれも電離、蛍光、熱作用があるほか、細胞を破壊する働きがある。

３　広く各種の粒子線やＸ線、赤外線などの電磁波の総称。輻射線。

●ほうしゃ・のう（ハウシャ〜）【放射能】　物質を構成する元素が自然崩壊して放射線を出す性質。また、その現象。

ところで、言葉の意味をほんとうに理解するには、最近の国語辞典だけでなく、それ以前の、昔の辞典も見ておくのが、きわめて有意義でしょう。昔の辞典も見ることができれば、知りたい言葉の意味が、歴史を経るなかでどう変わってきたかを知ることができるし、言葉の意味や使い方の歴史的な移り変わりをおおざっぱにでも知ることができれば、その言葉の〝意味の核心〟、つまり真義をつかむことができるからです。とくに学術用語の意味内容は、一〇年単位でコロコロ変わってしまいます。急発展している学問分野ほど、言葉の意味は急速に変質していきます。ですから、最新の辞典で知りうる言葉の意味内容は、その言葉が抱えている〝意味の本質〟や〝意味内容の広がり〟のなかの、ほんの一部でしかないのです。

そういうわけで、ですからここでも昔の辞書をめくってみました。岩波書店『広辞苑』の起源となった昭和十年発行の『辞苑』（新村出編纂、博文館）です。見なれない旧漢字が出ているので、ルビを振って新仮名遣いで読みがなを付けておきます――

ほう・しゃ〔はう……〕〔放射〕（名）
①はなちいること。
②中央の一點《てん》から四方八方へ放出すること。輻射。

――・き〔放射器〕（名）（Ejector）流動體《たい》の噴出誘導によって、他の流動體を放射するやうに仕掛けた器具。きりふきはその一。

――・じよう〔・じやう〕〔放射狀〕（名）中央の一點から四方に放ち出た形のもの。輻射狀。

――・せい・ぶっしつ〔放射性物質〕（名）【理】放射能を有する元素の總稱《そうしょう》。ウラニウム・ラヂウム系・トリウム系・アクチニウム系の三系に大別される。

――・のう〔放射能〕（名）【理】（Radioactivity）ラヂウム・トリウム・ウラニウム等の如く、放射線を發射《はっしゃ》する性能。

ほうしゃ・せん〔はう……〕〔放射線〕（名）【理】（Radial rays）放射性物質の發する輻射線。これにα

線（正電氣を帶《お》びた粒子と考へられ、磁場及び電場のため僅かに屈曲を受けるのみで、容易に物を透過する）、β線（負電氣を帶びた粒子と考へられ、磁場及び電場のため容易に屈曲するが、よく物質を透過する）、γ線（高速度を有するβ粒子の放射に伴ふ強度の電磁波で、磁場及び電場の作用を全く受けず、透過度はβ線より更に著しい）の三種がある。放射線は凡《すべ》て不透明な物質を透過し、寫眞《しゃしん》板に作用し、且、氣體を電離して電氣の導體にする等、x線に類似した諸性質を有してゐる。ベクレル線。
——がく〔放射線學《がく》〕（名）【醫】（Radiology）臨床醫學《いがく》の一分科で、レントゲン線・ラヂウム放射線・紫外線等の放射線を診療に使用するもの。

昭和十年といえば一九三五年。この三年後にドイツの化学者オットー・ハーンが核分裂反応を発見し、さらにその翌年（一九三九年）にナチスドイツがポーランドに侵攻して第二次世界大戦が始まり、さらにそれから三年後（一九四二年）に米国が「マンハッタン計画」を開始して原爆開発に本格着手したわけです。その原爆が完成し、世界初の爆発実験をニューメキシコ州アラモゴルドで行ない、広島と長崎に投下したのは一九四五年。この『辞苑』の発行から一〇年も後のことです。……つまりここに示した『辞苑』が出た当時は核分裂がまだ知られていなかった時代なのですから、今から見れば言葉足らずの部分もあるのは仕方のないことです。それにしても、「放射」や「放射線」や「放射能」という用語の本来の意味が、これを見ればわかってきます。

「放射」という言葉の定義として、一九八八年版『国語大事典』には「物体が熱線や光などの電磁波を放出すること。輻射。」というくだりが出てきますし、一九三五年版『辞苑』にも「中央の一點《てん》から四方八方へ放出すること。輻射。」という定義が出てきます。「輻射」って、あまり見かけない漢字ですが、「ふくしゃ」と読みます。

じゃあ「輻射」とは何か？ 手元にある漢和辞典（大修館書店の一九八七年版『漢語林』）は、「輻」という漢字をこう説明しています――

【輻】（フク）
車のや。こしき（轂）と輪をつらねささえるために、こしきから輪にむかって放射状に組まれた細い棒。
【輻射】（フクシャ）

熱や光が物体から四方に放射する現象。その形を車の輻にたとえた。

ついでに言うと、「輻」という漢字は「車」偏に、「副」に通じ「寄り添う」という意味をもつ音符の「フク（畐）を添えた〝形声文字〟です。

要するに「輻」とは、自転車やオートバイや車椅子の車輪のスポーク（＝輻《や》）を指す言葉なのです。ですから「輻射」というのは、あたかも車輪の中心軸からスポークが四方八方に放射状に伸びているように、中心の一点から外側にむかって、あらゆる方向に、たくさんの線がまっすぐ伸び出ていることを、指しているわけです。

こうした車輪の輻《や》のことを、古代ローマではラテン語で「ラディウス（radius）」と呼んでいました。

この「radius」という言葉はいまでも「半径」とか「（行動半径のように）所定の半径の範囲内」を意味する英単語として、英語ふうに「レイディアス」と発音こそ多少なまりがつきますが、現役の言葉として使われています。

ほかにもやはり英単語なのですが、「車輪の輻《や》」を指す「ラディウス（radius）」という古代のラテン語が起源となって、中心点から四方八方あらゆる方向に、「熱や光や物体が」直線のように放ち射《い》られる現象《こと》を指す「ラディエイション（radiation）」という言葉が生まれました。「輻射」すなわち「放射」を意味するこの英単語は、文明開化で外来文物を貪欲に取り入れていた日本に持ち込まれて、「ラヂエーション」とカタカナ表記されていました。そういうわけで、電波を作りだしてアンテナから空間に「放射」させる装置は「ラヂオ送信機」、その電波をとらえて音声信号に復元して聴く装置は「ラヂオ受信機」と呼ばれてきたわけだし、自動車などの原動力を生む内燃機関《エンジン》に装着されていて熱が効率よく外へ逃げるようたくさんの襞《ひだ》でおおわれた放熱器は「ラヂエーター」と呼ばれてきたわけです。

余談ですが、日本で「ラヂオ」といえばもっぱら電波をつかった音声送受信を指しており、これに対して、やはり電波で信号を飛ばしているのに映像を送受信する仕掛けは「テレビ」と呼ばれてきました。「テレビ」ということばは、「テレヴィジョン（television）」という英単語の略称ですが、これは「はるか遠く」という意味のギリシア語「テーレ（têle）」に由来する接頭辞「テレ」に、「見る」という意味のラテン語動詞「ヴィデオ（video）」がくっついて出来た合成語です。つまり「テレヴィジョン」を日本語に直訳すれば「遠隔視」とか「遠めがね」ということになります。ところで、今ではめったに聞かない言葉ですが、わたしが子供のころは、気象庁などが高空の大気を観測するために、「ラヂオゾンデ」という観測気球を上げていました。「ゾンデ（Sonde）」というのはドイツ語で「測定器具」を意味する言葉なのですが、気球にのせた各種の測定装置で、上空の気温や湿度や気圧や紫外線・宇宙線などの量を測定し、その測定結果を、「ラヂオ」（無線電波）で地上の観測基地に送信するので、「ラヂオゾンデ」と呼ばれたわけです。

このように「放射」すなわち「輻射」は、何ものかが、「直線」と見まがうほどすごい勢いで、一点からあらゆる方向にむけて放ち射られる現象なのですから、放たれるものは、それなりに大きな力を持っているわけです。

「熱輻射」とか「熱放射」という言葉がありますが、これは「熱線」とも呼ばれる、きわめて波長が短くて電波よりも光にちかい「遠赤外線」という電磁波が、高熱の物体から四方八方に放射される現象です。

たとえばストーブは、内部で燃料を燃やして高熱を帯びているので、ストーブ本体から「熱線」が放射されています。だから暖をとるためにストーブに当たると、ストーブに面するからだの部分は、じかに「熱線」を浴びて〝熱さ〟を感じますし、ずっとそのままにしていれば、「熱線」に被曝してヤケドします。

ストーブはこのような「熱放射」のほかにも、ストーブ周辺の空気を熱することで、温められた空気が（膨張して単位体積あたりの重量が減るので）軽くなって上昇し、空気が上昇していった部分に比較的冷たい空気が流れ込んできて、それがまたストーブから放射された熱線で温められて上昇し……ということをを繰り返し起こすことによって、熱せられた空気を「対流」させて、部屋内をまんべんなく温めるわけです。つまり放射熱（輻射熱）と対流熱で、ストーブは周囲を温めているわけです。

「放射」ということばに、ここまでこだわって説明をしたのは、今回の原発震災のあと巷《ちまた》にあふれることになった「放射線」をめぐる解説が、α《アルファ》線とβ《ベータ》線とγ《ガンマ》線という、たくさん種類がある放射線のうちのごく一部に偏《かたよ》っていて、それでは不正確だからです。

たしかに原発の爆発のせいで、原子炉の中の〝死の灰〟が自然環境に大量に漏れ出しました。しかも、福島第一原発の原子炉建屋の瓦礫の群れからは、いまも収集がつかないまま、ガスや廃液のかたちで〝死の灰〟（各種の核分裂生成物）があいかわらず外部環境に漏れつづけています。それどころか東京電力は「ベント」と称する〝ガス抜き〟を行なって、わざと人為的に原子炉の放射性物質を外部に放出しているわけですから、我々の最大の関心事は、いうまでもなく〝死の灰〟が出しつづける放射線ということになり、それはとりあえずα線・β線・γ線の三種類ということになる。ウランやプルトニウムの放射性物質も、原発の爆発で自然環境にまき散らされたのですから、そうした物質が核分裂するときに放出する中性子線にも用心しなきゃならない……。

それはそうなのですが、しかしα線・β線・γ線と中性子線だけが「放射線」、というわけでもないのです。

さきほどストーブを例にあげて説明した「熱線」、つまり電磁波の一種である遠赤外線も、やはり放射線です。

電磁波には、周波数が低くて（ということは、波長が長い）、物体に照射してもさほど影響がでない電磁波もありますが、周波数が高くて波長が極端に短いマイクロ波や赤外線、さらに紫外線やX線などは、たとえば生物のからだに浴びせると、電子レンジや赤外線コタツのように熱を発生させたり、紫外線のように細胞やDNAに損傷を与えてウイルスや細菌を殺すとか、動物の皮膚にやけどを及ぼし、さらに発がんを促すとか、X線のようにDNAに損傷を与えて悪性腫瘍（がん）や白血病などを誘発させるなどの、強力な生体作用を発揮するのです。

つまり、電子レンジや携帯電話に用いるマイクロ波のようにきわめて波長の短い電波や、さらに波長が短い遠赤外線のような電波と光の中間の性質を持った電磁波、さらにもっともっと波長が短い紫外線のような光や、もっともっと波長が短いX線やγ線のような電磁波まで、「放射線」にはさまざまな種類があります。

このほかにも、原子核を構成しているきわめて微小な粒子（核を構成する粒子なので「核子」といいますが）である陽子や中性子、あるいはふだん原子核のまわりを回っている電子が、凄まじい勢いで飛べば「放射線」になります。

（今わたしは「原子核のまわりを回っている電子」と言いましたが、これは原子が「太陽（＝原子核）のまわりを惑星（＝電子）が公転している太陽系」に見たてた二〇世紀前半――日本では昭和初期――までの古典的な原子構造の模型《モデル》的な考え方です。しかし正確にいうと、この「太陽系そっくりの原子構造」モデルは、一九二〇年代の後半になると廃《すた》れはじめ、いまや昔ばなしになってしまいました。つまり一九二〇年代の後半以降は、量子力学の発展により、電子が「一定のエネルギーをもちながら原子核のまわりを周回しているのでなく、とびとびのエネルギーをもつことで原子核の周辺の〝軌道のような〟特定の範囲に、確率的に存在している」と理解されるようになったのです。電子は、輪郭がはっきり定まった「軌道《オービット》」ではなく、存在確率の高い場所と低い場所が描き出す雲のように輪郭がぼんやりした「軌道《オービタル》のような確率分布」のなかに存在している、というのが現在の原子構造モデルです。原子核のまわりに出来ている「軌道のような電子の確率分布」は、原子核からそれぞれ一定の距離をおいたいくつかの〝階層〟として存在し、原子核から離れた外側の〝階層〟にいくほど、そこに収まっている電子のエネルギーが大きい、と考えられています。原子爆弾も原発も、このような量子力学にもとづく確率論的な原子構造モデルの時代に生み出されたテクノロジーですから、本書でも現代科学の基本線に沿って話を進めていきますが、この「原子核のまわりを電子が回っている」という一〇〇年ちかく昔の原子構造モデルは、話をきいただけでイメージしやすい表現なので、理解の妨げにならぬ範囲で、本書でも使っていきたいと思います）

たとえば原子核が壊れるなどして、これらの核子が凄まじい速さで原子核から飛び出せば「放射線」になります。あるいはまた、陽子がプラスの電気、電子がマイナスの電気を帯びているので、この性質を利用して、陽子や電子を凄まじい速さに加速して飛ばすことができます。つまり陽子や電子が放たれる空間に電極をおいて電気をながし、正電気どうしや負電気どうしが反発する性質をつかってこれらの粒子を加速させて、すさまじい高速度で飛ばしてやるわけです。こうして加速され高速で飛ぶ粒子も、「放射線」になります。陽子・中性子ような「核子」や、電子だけでなく、電気的にプラスまたはマイナスに偏った（つまり「イオン化」した）原子そのものも、加速器で超高速に加速して飛ばしてやれば「放射線」になります。

そういうわけで、ひとくちに「放射線」といっても、実際には携帯電話や電子レンジで使われている電波や、遠赤外線（＝熱線）や紫外線や、人に目にはみえない赤外線と紫外線のあいだにあって目でみることができる、可視光線なども含まれるわけです。

けっきょくのところ、すべての電磁波と、極微小の粒子が高速で飛んでいる状態である「粒子線」は、みんな「放射線」と呼ぶことができます。

「粒子線」には、原子核が核分裂を起こすなどしてそこから飛び出した陽子や中性子や電子などの極微小の粒子が高速で飛んでいる状態もあるし、あるいは電気を帯びてイオン化した原子や分子などきわめて小さな粒子が電気力で加速され、「直線の束《ビーム》」のようになって超高速で飛んでいる状態もあるわけですが、いずれも「放射線」と呼ぶわけです。

ただしこれらは、あくまでも「広い意味での放射線」（広義の放射線）です

けれども、たとえば携帯電話の電波を「放射線」と呼ぶことは、世間ではめったにないわけです。

なぜかといえば、我々の日常生活にふつうに入り込んでいるこうした電波や光線などよりもはるかに危険で、取り扱いに格段の警戒を要する「放射線」の一群が存在しているからです。

具体的には、医療現場のレントゲン撮影につきものの「X線」や、核爆弾なり原発なりの原子力利用の現場につきものの「α線」「β線」「γ線」「中性子線」や、宇宙の彼方から地球に常時ふり注いでおり超高空で飛行生活をしているジェット機や宇宙船の乗務員に脅威をおよぼす「宇宙線」や、実験物理学には欠かせない粒子加速器で生み出される「陽子線」「重荷電粒子《イオン》線」などです。

これらが通常「放射線」と呼ばれているものですが、いろいろある「広義の放射線」のなかでも、特にこれらは世間一般に「これぞ放射線」と認知されてきたものですから、「狭義の放射線」というべきものです。

「狭義の放射線」、つまり世間一般で従来から「これこそ放射線である」と認知されてきたものは、「広義の放射線」である電磁波の全般や、粒子線とは、どこが違うのか？

すでにちょっと述べましたが「危険性」が格段に違うわけです。だから狭義の放射線は、特別な取り扱い上の注意や資格が必要なのです。

ならばその「危険性」とは何か？

いうまでもなく、人の健康に対する危険性です。

放射線が発見されたのは一九世紀の末のことで、まず真空管の実験で「陰極線」と呼ばれる〝電子の流れ〟が発見されました。その直後には、真空管で陰極線の実験をしていたドイツの物理学者ヴィルヘルム・レントゲンが、ふとしたきっかけで〝物質を透過する見えない光線〟を発見し、これが「謎の光線」という意味をこめて「X線」と名付けられたわけです。これがきっかけで科学者たちは、暗闇であやしい光を発するウランのような天然鉱物が〝新種の光線〟を出しているのではないかと研究に邁進《まいしん》するようになり、フランスのキューリー夫妻が大量のウラン鉱石の抽出くずを煮詰めてラジウムという新たな元素を結晶のかたちで抽出発見したのでした。かくして、ラジウムが発する放射線（α線）の研究も精力的に行なわれるようになりましたが、この「放射線」ブームのなかで科学者やラジウム精錬などに従事していた労働者が次々と病に斃《たお》れました。そ

れで放射線の危険性に人々が気づき、格別に用心ぶかい取り扱いが定められるようになったわけです。その後、第二次世界大戦が始まり、核分裂の兵器利用（最初はストロンチウム90のような核分裂物質を敵国にばらまいて水や食糧を汚染するという放射能汚染戦争、その後は原子爆弾）の研究開発が本格化して、X線やラジウム放射線のほかに、原子核の分裂反応（つまり核分裂）にともなって生じる中性子線・α線・β線・γ線などの危険性と用心深い取り扱いに人類の関心が向かうことになり、そういう事情で、こうしたたぐいの放射線だけが代表的に論じられることになり、あたかも「これ以外には放射線なし」といった誤解を招きやすい認識が広まってしまったのでした。

では、X線やラジウム鉱石から出る放射線（α線）や、核分裂の軍事利用（核兵器）や平和利用（原子力発電）にともなう放射線（中性子線・α線・β線・γ線）が、たとえばわれわれ一般市民の日常生活に密着した紫外線や携帯電話のマイクロ波などの（広義の）放射線よりも、格段に人体に危険なのはどうしてでしょうか?

それは、中性子線・α線・β線・γ線やX線が、日常生活で接する紫外線やマイクロ波などと比べて、格段に大きなエネルギーを持っているからです。

エネルギーとは何か、についての説明は、これからお話ししますが、とりあえずここで言っておきたいのは、X線とか原子力がらみの放射線は、それ自体でものすごく大きなエネルギーを持っているので、人体など生物の細胞がこれを浴びると、物理化学的にとてつもなく大きな破壊をこうむることになる、ということです。

どんな生物でもそうですが、人間だって、百数十兆個もあるといわれる全身の細胞の一つひとつが〝健康な細胞〟の状態で、しかもそれらの細胞のなかで、無数の、ものすごく微妙な化学反応が順調に進行しているからこそ、生体組織や臓器や全身の健康が維持できているわけです（人体そのものはおよそ六〇兆個の細胞で構成されていると考えられていますが、このほかに人体にはおよそ一〇〇兆個の常在菌がおり、人体はこれら常在菌と共生しながら、常在菌の助けを借りて健康な生命機能をまっとうできているので、人体をひとつの〝細胞生態系〟だと考えれば「人体は百数十兆子の細胞で出来ている」と言うのが正確です。たとえば「学校を構成しているのは?」と問われたら「校舎と机と椅子と黒板です」と答えるわけにはいきません。教員と生徒と事務職員がいなければ学校は成り立たないのですから）。

人体を構成している細胞は、物理的に壊れたり化学的に変質した場合には、じぶんの遺伝子にあらかじめプログラムされている「自発的枯死《アポトーシス》」が発動して自己分解を起こして死んでしまったり、体内の免疫系に「異物」と認識されて攻撃され排除されてしまうわけですが、こうして破滅する細胞の数が異常に多くなると、細胞の集団である生体組織や臓器が所定の働きを行なえなくなり、全身の健康を損ね、最悪の場合は被曝者そのものが（つまり個体がまるごと）死んでしまうわけです。

「狭義の放射線」、つまりX線や原子力利用にともなう中性子線・α線・β線・γ線は、もっているエネルギーがあまりにも大きいので、細胞に当たると、細胞を構成している分子や原子のなかの、電子を撥《は》ね飛ばしてしまいます。つまりこうした放射線を浴びた分子や原子は、いくつかの電子が撥ね飛ばされて、本来なら持っていなければならない電子を失うわけです。

分子や原子が、本来あるべき電子を失うことを「電離」といいます。「電離」は別名「イオン化」とも言います。「イオン」とはプラスの電気（正電荷）またはマイナスの電気（負電荷）を帯びた原子や分子のことです（ちなみに、「イオン（ion）」という用語は、古代ギリシア語で「移動している（going）」という意味の「イオーン」という言葉に由来しています。電磁気学と電気化学の開拓者である一八世紀イギリスの自然哲学者マイケル・ファラデーは、水溶液に電極棒を浸して電流をながすと、水に溶けた粒子が電極にむかって〝泳いでいく〟ことを発見しました。電気分解で電極に金属やガスが出てくるのは〝電極の引力や斥力〟のせいではなく、水に溶けている〝粒子そのものが電気を帯びている〟からだということを見きわめたわけです。そこでファラデー氏は〝電気を帯びているせいで電場のなかを自ら移動する粒子〟を指す用語として、この「移動している（イオーン）」というギリシア古語を当てたのでした）。

本来の電子を抱えているときに電気的に安定している原子や分子が、その電子をむりやり奪われて「電離」をこうむった場合、マイナスの電気を持っている電子が奪われたわけだから、「電離」した原子や分子はプラスの電気を帯びることになります。そして、電気的な安定が失われるので、他から電子を奪い取って、安定を取り戻そうとします。

（さらに付け加えておきましょう。原子は通常、原子核のまわりの〝電子軌道〟に、二個で一対をなす電子を抱えていて、軌道上の電子は二個が対をなすことで安定しているわけです。

けれども、ほかの原子や分子が接近してきたり、放射線などによって大きなエネルギーをうけると、これら軌道上の電子が撥《は》ね飛ばされます。

軌道に収まっていた電子が二個いっしょに、元の軌道から押し出された場合には、その原子――や原子どうしの結合態である分子――は、イオンになりますが、イオンそのものは電気を帯びているけれども比較的安定しているわけです。

ところが、熱や放射線などの大きなエネルギーを浴びると、軌道上の二個の電子のうちの一個だけが撥ね飛ばされて、二個で一対という電子の安定状態が壊されてしまう場合があります。

もうこうなると、相方《あいかた》を失って孤独になった電子は、安定を取り戻そうとして、よその原子や分子やイオンなどから、電子を一個、強引に掠《かす》め取ろうとするのです。

つまり「電子を奪う」という化学反応の反応性が、きわめて高くなるわけです。このように〝二個一対で存在していた電子〟を一個失って、それをどこかから略奪しようとして非常に攻撃的になっている原子や分子やイオンを、「フリーラジカル」といいます)

X線や原子力利用にともなう中性子線・α線・β線・γ線は、当たった対象物の原子や分子に「電離」作用を及ぼすほどのエネルギーを持っているわけです。だからこれらの放射線は、「電離放射線」とか「イオン化放射線」と呼ばれています。

つまり「狭義の放射線」、一般世間で言われるところの「放射線」とは、「電離放射線」に他なりません。

X線や原子力利用にともなう中性子線・α線・β線・γ線のような「電離放射線」は、生物の細胞を構成している原子や分子を、連鎖反応的に破壊するおそるべき作用をもっています。

喩《たと》えが悪くて恐縮ですが、原子核をひとつの「家族」に見立てるなら、プラスの電気を帯びている陽子は「お母さん」、マイナスの電気を帯びて原子核のまわりを回って遊んでいる電子は「子供たち」、そして陽子とくっついて原子核をまとめている中性子は「お父さん」に喩えることができるでしょう。

家のまわりで遊んでいた子供（＝電子）がとつぜん、どこかのよそ者によってさらわれてしまったら、お母さんは半狂乱になって、寂しさに耐えられずに、他人様の家庭から子供をさらってくることもあるかもしれない。もしそんな事がおきたら、こうして二次被害で子供をさらわれた家庭でも、やっぱり母親が寂しさのあまり、また別の家庭から子供をさらうことがあるかもしれない……。

現実社会では、人さらいがきっかけで、他人の子供をさらう事件が連鎖反応的に起きる、なんてことは今どき考えられないでしょうが、放射線を浴びた原子や分子は、善悪の判断とか道徳的な配慮なんてしないですから、大切な電子が奪われれば、不安定になって、奪いやすい電子を出会えば即座にそれを他の原子や分子から奪い取ってしまうし、この「よそから電子を奪いとる」反応がすぐ近くの原子や分子にも次々と伝播して、連鎖的に続いていくわけです。

その結果、細胞を構成している分子は、化学的に変質してしまいますし、電子のやりとりを媒介とした生化学反応も重大な妨害をうけて攪乱《かくらん》されてしまいます。

よそ様の原子や分子からむりやり電子を奪うものを、化学用語で「フリーラジカル」といいます。ところで「酸化」という言葉は、もともとは何らかの原子や分子が「酸素と結合」して燃えることを意味していたのですが、この「酸化反応」を電子のやりとりに注目して見直してみると、酸化とは「電子をうばう」ことに他なりません。つまり、フリーラジカルの作用で、電子を奪われてしまった原子や分子は「酸化」されるわけです。……ということは結局、電離放射線を浴びた生体細胞のなかでは、フリーラジカルが生じて、原子や分子の「酸化」が連鎖反応的に起きて、それで細胞の化学的組成が変質劣化したり、生命活動に必要な化学反応が妨害されて、細胞は致命的な打撃を受けるわけです。

電離放射線、つまり一般にいう「放射線」は、被曝した生物の細胞のなかでフリーラジカルを発生させて「酸化」の連鎖反応を進行させ、細胞を変質させたり生命維持に必要な化学反応を阻害したりするだけでなく、もっと直接的に、〝いのちの設計図〟にめちゃくちゃな落書きをしたり、書き換えを行なったりもします。

〝いのちの設計図〟とは、すべての細胞のそれぞれが有している遺伝物質DNAのことです。

DNAというのは、デオキシリボ核酸という鎖状のきわめて長大な高分子で、これを構成する四種類の塩基化合物――シトシン（C）・アデニン（A）・グアニン（G）・チミン（T）――が〝四文字暗号〟の文字のはたらきをして、デオキシリボ核酸の長い長い鎖状の分子それ自体が、四種類の文字でつづられた〝生命活動の設計指示書〟の役割を果たしているわけです。

電離放射線がこのDNA分子に当たれば、放射線がもつ途方もないエネルギーによって、DNA分子はいとも簡単に切断されてしまいます。

人間のような高等生物は、DNAが損傷をうけても修復機能が発達しているので、下等生物のように簡単には死にません。しかしDNAの修復が完全にうまくいくとは限らないので、少しでもDNAに損傷が残れば、それは人生の後々になって悪影響を発揮するようになります。〝設計図〟がインチキだと、それに頼って作り出された製品も欠陥品になるわけで、DNA損傷をこうむってから何十年もたった後で出てくる典型的な〝欠陥〟は、白血病やがん（悪性腫瘍）などの、悪性新生物です（ちなみに、現代の日本では、「細胞が無秩序に増殖を続けてその結果、宿主である患者が死んでしまうほど悪性の腫瘍や新生物」を平仮名で「がん」と表記し、「がん」のなかでも上皮組織の悪性腫瘍（癌腫）を漢字で「癌」と表記しているそうです。ややこしいですね）。

放射線防護学という学問がありますが、その分野の学者たちは、電離放射線が細胞DNAを直撃してDNAに損傷を及ぼすことを「直接効果」と呼び、これにたいして、電離放射線をあびた細胞のなかにフリーラジカルが発生し、そのフリーラジカルが細胞を構成する原子や分子から電子を奪って「酸化」すると新たなフリーラジカルが生まれてさらに別の原子や分子が酸化されて……という、細胞の構成物質の酸化による変性劣化が連鎖反応的に広がっていく効果を「間接効果」と呼んでいます。これらの有害な効果は、食養生やサプリメントなどで抑え込むことができます。

それを伝えるのが本書の目的なのですが、くわしくは第3章で述べたいと思います。

話がじゃっかん戻りますが、「広義の放射線」のなかでも「電離放射線」は、とりわけ抱えているエネルギーが大きいので、それを浴びると甚大な損傷をこうむるわけです。では「エネルギー」というのはなにか？

それを次の節で、あらためて考えてみたいと思います。

★2 「エネルギー」とはなにか？

マスコミなどは、「エネルギー」ということばを、「電力」と同じものであるかのように扱う傾向がありますが、これはトンデモない間違いです。

まずここでも、手元にある日本語の辞典（一九八八年版・小学館『国語大辞典』）で、このことばの意味を確認しておきましょう。

エネルギー（ドイツ Energie）

1　基本的な物理量の一つ。仕事をすることができる能力、また、その量。最初は物体が仕事をなしうる力学的エネルギーのみが考えられたが、次第に熱、電磁気、光、質量など間接的なものにも拡大。大きさは、そのエネルギーがなくなるまでの間にする仕事の量で表わす。単位はエルグ、ジュールなど。

２ 人間の活動、行動の源となる力。個人の肉体的原動力や、多くの人間による社会的な活動、運動のもととなる力など。精力。活気。「仕事にエネルギーを費す」

●エネルギー・かくめい【エネルギー革命】それまで広く用いられてきた基幹エネルギー源が別種のエネルギー源に大規模かつ急激にとって代わられ、その結果社会的にも大きな影響を与える場合、この転換を産業革命にならって呼んだもの。具体的には、石炭から石油、天然ガスなどへの転換、さらには物質の燃焼によらない原子力への転換などをいう。

●エネルギー・さんぎょう（～サンゲフ）【エネルギー産業】電力、石炭、石油、原子力発電など、動力を供給する産業。

●エネルギー・しげん【エネルギー資源】エネルギー供給の原料となる基礎物質。石炭、石油、天然ガス、核燃料など。水力、風力、潮力などを含めていうこともある。

●エネルギー・たいしゃ【エネルギー代謝】生物の物質交代に伴ってみられるエネルギーの出入りや交換。一般に、植物は光合成により、光エネルギーを化学エネルギーに変え、動物は動植物を摂取し、化学エネルギーを機械エネルギーや熱エネルギーに変えて運動や仕事、保温などを行なう。エネルギー交代。

●エネルギー・たいしゃりつ【エネルギー代謝率】生物体が消費した熱量を、基礎代謝量で割って求めた数。

●エネルギーほぞん・の・ほうそく（～ホゾンのハフソク）【エネルギー保存の法則】エネルギーが、ある仕事を介して変換する場合、外部からの影響を全く遮断してあれば、物理的、化学的変化があっても、全体としてのエネルギーは不変であるという原理。無からエネルギーを創造しえないことを示す物理学の根本的原理。一八四〇年、ヘルムホルツ、ロバート＝マイヤー、ジュールらによって確立。エネルギー不滅の法則。

●エネルギー・ろん【エネルギー論】すべての自然現象はエネルギーによって説明できるとするエネルギー一元論。一八四〇年代「エネルギー保存の法則」の確立を基に、当時有力であった原子論に対抗して、ドイツのオストワルトらによって唱えられた。

——ついでに、ここでも昔の辞書（昭和十年・博文舘発行の『辞苑』）で「エネルギー」の項目を見ておきましょう——

エネルギー〔獨 Energie〕（名）
㈠【理】物體《ぶったい》が仕事をなし得る能力。物體が有するエネルギーの多少は、その物體がなし得る仕事の量で測る。エネルギーに運動のエネルギーと位置のエネルギーの二種がある。
㈡元氣《げんき》。精力。

——の保存（句）【理】（Conservation of energy）物體のエネルギーは、その状態を變《へん》じ、或《あるい》は一體から他體に移行しても、其《そ》の總量《そうりょう》に於《お》いてはいつも増減《ぞうげん》がないといふこと。勢力不滅。

「エネルギー（英語 energy）」という言葉は、ギリシャ語で「仕事」を意味する「エルゴン（ergon）」の手前に、「〜の状態にもっていく」という意味の前置詞「エン（en）」が付いたもので、文字どおり、「仕事をする状態にもっていく」ものという意味です。

余談ですが、椅子とか作業机などの広告で「人間工学（エルゴノミクス）の粋をあつめて設計しました！」などと謳《うた》ったものがありますが、「エルゴノミクス（ergonomics）」というのは、先述した「仕事」を意味するギリシア語の「エルゴン」に、「経済学（エコノミクス）」という言葉の造語法をまねて、「管理する学問」という意味の「〜ノミクス（〜nomics）」という言葉をつなげて作った用語です。

ついでに言えば、「経済学（エコノミクス）」や「倹約（エコノミー）」という言葉の冒頭にある「エコ（eco）」とは、ギリシア語の「家（オイコス）」に由来する言葉で、これに「管理、やりくり」を意味するギリシア語「ノミア」がつながってできた造語です。つまり「経済学（エコノミクス）」の基本は「我が家のやりくり」なのでした。子供のしつけや家計のやりくりなど「我が家のやりくり」全般を奥さんに押し付けたまま、会社や役所に身も心も捧げているダンナ衆が天下国家の「経済学」をエラそうに語るのは、のっけからお門違いだ、ということです。

もうひとつ、ついでに言えば、「エコロジー（ecology）」の冒頭の「エコ」という言葉も、「エコノミー」と同じで、「家」を意味していました。「エコロジー」の後ろ半分の「ロジー」は、「ことばの広がり、ことばの展開」を意味するギリシア語の「ロギア」に由来していますが、さらに起源をたどれば「ことば」を意味するギリシアの「ロゴス」にたどり着きます、つまり「我が家」のありさまを記録したり他人に伝えるには言葉を使いますし、「我が家」を快適に保つのに必要な「お約束ごと」も言葉で語り伝えるわけでして、「エコロジー」というのは本来「我が家」を健全にしておくために必要な言葉の綾《あや》、つまり〝道理をことばで表現した学問〟に他ならないわけです。

話がわきにずれたので、エネルギーの話題に戻しましょう。

さきほど述べたように、「エネルギー」とは「仕事をする状態にもっていく」ものを指す言葉です。

では、ここでいう「仕事」とはなにか？　人がおこなう〝しごと〟の種類は無数にありますが、いちばんの基本は、ものを動かすことです。

「ものを動かさないで、指をおって数を数えるだけの仕事だってあるよ」と反論が来そうですが、そういう〝しごと〟だって、筋肉を動かして、指を動かしています。指すら動かさずに、だまって座ったままじっくり思索にふける、という哲学者の〝しごと〟もあるでしょう。だけど、だまって座りつづけるには筋肉の緊張運動が必要ですし、沈思黙考するのだって、脳に血液を送り続ける必要があります。

けっきょく、「仕事」の本質は、「力を加えて、物を動かす」ことです。もっと突き詰めていえば、物体を移動させることです。

物理学では「仕事」は、物体に加えた力の大きさと、その力によって物体が動いた距離を、かけあわせた量であると定義しています。

このように、エネルギーとは「仕事をする状態にもっていく」ものなのですから、どんなかたちであれ、「仕事をする状態にもっていく」潜在力を有していれば、それは「エネルギー」なのです。

もっと具体的にいえば、「物をうごかす状態にもっていく」ものが、エネルギーだということになります。

だからエネルギーには、じつにさまざまな様態があります——①力学的エネルギー（運動エネルギーと位置エネルギー）、②化学エネルギー（イオン化エネルギーなど）、③原子核エネルギー、④熱エネルギー、⑤光エネルギー、⑥電気エネルギー、⑦音エネルギー、といった具合に……。

昔の人たちは、移動や運搬などにもっぱら自分のからだを使っていましたし、畑をたがやしたり重い物を運ぶなど自力では無理なときは、馬や牛などの家畜を使っていました。つまり動物の筋肉を「化学エネルギー」で動かして、その〝筋力〟を利用していたわけです。

水路のほとりに水車小屋をたてて、川の水流で水車を回して、水車の車軸につけたクランクをつかって、車軸の回転運動を、粉搗《つ》き杵《きね》の上下運動に変換し、臼《うす》に入れた小麦を搗《つ》いて、小麦粉をつくる……。このきわめて簡単な、水車動力では、水流という水のかたまりの直線運動を、水車の回転運動に変換し、さらに杵の上下運動に変換して、製粉を行なっているわけですが、利用しているエネルギーのかたちは、最初から最後まで「運動エネルギー」であり、それをまったく無駄なく使っているという意味では、きわめて効率の良い、かしこいエネルギーの利用法でした。

やがて人類は、一七世紀末から一八世紀はじめの時期に、火を燃やして高圧釜でお湯を沸かし、高圧の蒸気で羽根車《タービン》を回転させて、その回転運動でいろいろと仕事を行なわせるカラクリを発明しました。タービンの回転運動を、車輪に伝えれば、馬をつかわずに馬車を走らせることができます。蒸気機関車や自動車はこうして生まれました。タービンの回転運動でさまざまな工作機械を動かせば、紡績作業や機織《はたお》り作業が自動化できます。機械式の工場生産はこうして生まれました。……こうして蒸気機関は、人々の生産や交通のありかたを革命的に変えたのです。つまり蒸気機関の発明と普及によって「産業革命」がもたらされました。

蒸気機関は、お湯を沸かすのに、最初は石炭を使っていました。しかし石炭は固形物なので、かさばります。火をつけるのにも、消すのにも、時間がかかります。それに炭鉱は落盤事故がつきものなので、事故が起きればたくさんの労働者が犠牲になります。

そうこうするうちに、一九世紀の半ばに北米で石油が「発見」されました。……といっても、北米大陸を侵略した白人移民たちが「発見」するまえに、石油はとうの昔に先住民に「発見」されていたのです。しかし先住民は、それを燃料ではなく、もっぱらクスリとして使っていました。石油をただ燃やして浪費してしまうのではなく、クスリとして珍重していたのでした。ところが、インチキ薬の行商で「悪魔《デヴィル》のビル」などと呼ばれていたビル・ロックフェラーを次男坊だったジョン・デイヴィソン・ロックフェラーという男が、白人が発見したばかりの石油に目をつけ、ありとあらゆる巧妙卑劣な市場独占戦略を駆使して、新型の燃料として普及させるのに大成功したのです。石油が発見されるまで、米国での「油」の需要はもっぱら灯油ランプの燃料としてでした。そして灯油ランプに使っていた「油」は、クジラから抽出した「鯨油」でした。そもそも米国が、鎖国していた江戸幕府統治下の日本に〝黒船〟で到来し、大砲で威嚇しながら開国を迫ったのは、太平洋の鯨を追いかけて日本近海にまでやってくる米国の捕鯨船団の寄港先を開拓するという目的もあったからでした。米国の捕鯨船はクジラを殺して油を抜いただけで、死体は海に棄てていたわけですが、日本では油もむろんのこと、肉や骨や内臓や皮や、はては尻尾やヒゲまで、すこしもムダにすることなく、死体を活用してきたわけです。日本の人々は、クジラの「死」をムダにしない、すぐれてエコノミカルな捕鯨文化を築いてきたわけです。

石油は石炭よりも取り扱いが簡単で、火力（＝単位重量あたりの発熱量）も大きいですし、なによりも石油そのものが気化しやすい液体なので、燃焼室にじかに石油を入れて燃やせば、石油が燃えて生じるガスの爆発力でじかに燃焼室のピストンを押し上げて、それでクランクの上下運動をつくりだし、これを回転運動に変えて、車輪をまわしたり、機械を動かしたりできます。水を貯めておいて湯を沸かして蒸気を作る必要がないので、エンジンを軽量小型にできます。このように石油は石炭よりも便利なので、石油業界は二〇世紀の前半から、石炭に頼ってきた産業分野を石油に乗り換えさせるための策動を、執拗に続けてきました。

たとえば一九三〇年代から五〇年代にかけて、米国では石油会社大手のフィリップス石油とシェブロン社、それに自動車会社大手のゼネラルモーターズ社とタイヤ会社大手のファイアストン社などが結託して「全米都市路線《ナショナル・シティ・ラインズ》」という都市交通会社を作り、これが全米主要都市の路面電車会社を片っ端から買収し、電車を廃止して〝乗合自動車《バス》〟に置き換えることまでやったのです。しかしそもそも路面電車は、自動車と比べれば環境汚染の度合いが低いし、大人数の人々をはこぶ手段としてきわめて効率が良い都市交通の手段なのです。だから日本でも、〝自動車の国民的普及《モータリゼイション》〟が熱病のように社会全体に蔓延していた一九六〇～七〇年代にそれまで定着していた〝都電〟――都市内の電車交通――がつぎつぎと縮小廃止されて、それまで電車の線路だったところがアスファルトで埋められ車道に変えられてしまったのでしたが、いまや日本でも、運搬の効率がよく排気ガスで環境を汚さない電車が、全国の都市で復活しつつあります。

二〇世紀の半ば、米国の石油会社と自動車会社とタイヤ会社が、都市電車の交通網をつぶしてバスに置き換えるという、あからさまなカネ儲け主義の共謀行為《コンスピラシー》を行なったわけです。

日本では、自民党が米国ＣＩＡの資金援助を受けながら結党して（一九五五年）、ＣＩＡの工作員として動いていた岸信介が首相だった一九六〇年に、改定安保条約を国会強行採決でむりやり発効させたわけですが、いまから半世紀まえの一九六〇年という年は、産業エネルギーの依存先を、国内供給可能な従来の石炭から、米国に頼った舶来品の石油へと大転換して、日本の運命を決めた年でもあったのです。

まだ使える炭鉱をむりやり廃止してエネルギー資源を石油に乗り換える、という自民党政府の国策に、全国の炭鉱労働者は大反対し、三井三池闘争に代表される激しい炭鉱労働争議が起きたわけですが、炭鉱を経営している財閥系の保有者たちは、ヤクザ暴力団を雇って、殺人的暴力《テロリズム》を駆使して労働争議をつぶしたのでした。かくして一九六〇年代、日本は舶来の石油に依存せねば生きていけない国へと、みずから選んで、成り果てたのでした。

国際石油資本は、エネルギーマフィアとして、原子力発電の売り込みも推し進め、日本はその典型的な〝上客《カモ》〟になってきました。

太平洋戦争でボロ負けした悔しさから心ひそかに核武装を夢みた、中曽根康弘をはじめとする政界と財界の連中が、日本独立直後の一九五四年に——若い人はピンとこないでしょうが日本は一九四五年（昭和二十年）から五二年（昭和二十七年）まで米国を主とする戦勝「連合国」に占領されていたのです——米国大統領アイゼンハワーが発表した「アトムズ・フォア・ピース（Atoms for Peace）」政策に便乗して、米国が提供してくれる原子力発電システムを喜んで受け入れたのでした。

アイゼンハワー大統領が提唱した「アトムズ・フォア・ピース」政策は、日本では「平和のための原子力」政策と訳されてきました。けれども「ピース（peace）」の本来の意味は、日本人がなじんできた「平和」よりも、むしろ「争いごとがなくて静かな状態」という意味であり、「平定」とか「鎮定」という意味です。

「平定」や「鎮定」は、圧倒的な武力をもつ巨大帝国が、植民地や属領でときどき起こる反乱を武力でおさえこみ、ギャアギャアと不満をいう被占領民を、文字どおり「静かにさせる」ことです。これは古代ローマ帝国が、辺境の属領に対して行なってきた統治政策でした。

「すべての道はローマに通ず」という諺《ことわざ》がありますが、ローマ帝国は旅行者の便益のために帝国全土に石畳《いしだたみ》の舗装道路網を建設したのではないのです。周辺支配地で反乱が起きたときに、戦闘馬車にのった武装軍団をすみやかに現地に派兵して、反乱勢力を成敗して「平定」を行なうことができるよう、軍事道路を整備したのです。

「パクス・ロマーナ（Pax Romana）」というラテン語（＝古代ローマ帝国語）の成句があります。日本では「ローマによる平和《パクス》」と訳されています。たしかに「パクス（pax）」というラテン語の言葉は、「ピース（peace）」という英単語の語源ですから、「ピース」を機械的に「平和」と訳せば、「パクス・ロマーナ」は「ローマによる平和」と訳せるでしょうが、本当の意味は、「ローマ支配による平定」に他なりません。

　このラテン語成句をまねて、一九世紀には「パクス・ブリタニカ（Pax Britannica）」、二〇世紀に入ると第一次世界大戦の終結直後には「パクス・アメリカーナ（Pax Americana）」、さらに第二次世界大戦が終わって冷戦時代になると「パクス・ルッソ・アメリカーナ（Pax Russo-Americana）」という造語も現れました。それぞれ「大英帝国《ブリテン》による平和」、「アメリカによる平和」、「ソ連と米国による平和」と訳されてきましたが、これらが〝和気藹々《あいあい》とした平和〟でなかったことは、歴史が証明しています。たとえば、一九世紀なかばにインドで大英帝国・東印度会社のインド人傭兵《セポイ》がイギリスの支配に反発して大反乱を起こしましたが、この時にイギリスは何年もかけて報復を行ない、最低でも数十万人、最大で推計およそ一〇〇〇万人のインド人が虐殺されて、そののち「平定《ピース》」が達成されたわけです。我々の時代に起きたことを振り返っても「ピース（パクス）」が〝喜ばしき平和〟だったと到底言えないことは歴然としています。冷戦時代にソ連や米国が、衛星国家に市民の異議申し立てが起きたり宗主国に媚びずに国家独立を追求する政府が誕生したときに、残虐非道な国家テロリズムやあからさまな軍事制圧で「平定」を実行したことを、我々はさんざん見てきたわけです。

　そんなわけですから「アトムズ・フォア・ピース」政策が「平和のための原子力」という美辞麗句からかけ離れた「アメリカ属領の平定のための原子力」政策であった事実から、目を背けてはならないでしょう。

　第二次世界大戦の終結直後には、米国は核兵器を独占できると慢心していたのですが、米国の核兵器独占支配を不当だと考えた科学者たちが機密情報をソ連に流した結果、ソ連もほどなく核兵器をもつにいたり、冷戦下の二大陣営――米国を首領とする「自由主義陣営」と、ソ連を首領とする「共産主義陣営」――の両首領国が、核爆弾とその運搬手段（ミサイルや戦略爆撃機や核兵器搭載潜水艦など）の数と性能を競って核兵器の軍拡レースをやり始めました。

　相争う二大陣営の両首領国は、核兵器の軍拡競争を派手に行ないながら、自分の陣営の仲間を増やそうと必死でした。

それで、自国の核兵器生産で生じた核燃料ウランなどを同盟国に売りつけて、同盟国がエネルギー資源の調達で「自主独立」できないような依存状態にしていったわけでした。

いわば麻薬商人と手口と同じです。

麻薬商人は、最初はシロウト客にタダ同然で麻薬を与えて依存症にしてしまう。客は麻薬中毒になったら、もう売人から離れられないから、売人は高い値段でふっかける。……これをエネルギー資源で、一国がべつの国を相手に行なったわけでした。

ところで、原子力発電所というのは、原子炉で燃料ウランやプルトニウムを核分裂させて大量の熱を発生させ、その熱でお湯を沸かして、蒸気で発電機の羽根車を回して、電気をつくるカラクリです。……つまり、本質的には、数百年前に発明された蒸気機関と同じなのです。

原爆とおなじ核分裂反応を少しずつ緩慢に持続させることで、長期間にわたって原子炉のなかに莫大な熱を発生させて、それで水を温めて蒸気をつくり、その蒸気のいきおいで羽根車をまわし、コイルに電流を流すと電磁誘導で回転軸がまわるという〝電気モーター〟のしくみを逆向きにつかって、発電機の回転軸を羽根車で強引にまわすことでコイルに電流を発生させているのが、原子力発電所です。

原発は大都市から離れた場所に立地するように、法律で決められています。本質的に危険な施設だから、人口が多い場所のそばに建ててはならない、と国が決めてきたわけです。だから原発でつくった電気は、高圧送電線で何百キロもかなたの電力消費地に送られています。東京電力の原発が、福島県だけでなく新潟県の柏崎や、青森県下北郡の東通村に建てられているというのは、じつに不自然でグロテスクです。これほど露骨な地方差別はないでしょう。

原発から何百キロも離れた電力消費地に、高圧送電線を介して大量の電流を流しているわけですから、その大部分は、電線の電気抵抗で熱に変わって、電線を温めて逃げ去ってしまいます。……つまり電力消費地のはるか遠方に、蒸気で電気をおこす原発なんぞを立地するというのは、もうそれだけで極めて効率のわるい、間抜けなエネルギー供給策なのです。まして、こうして大都市に送られてきた電気で、電熱器やら電球やら冷房機やらの、要するに熱を起こして目的をかなえる電気製品を動かしているのですから、じつに馬鹿げたことです。

熱が必要なら、数百キロも離れた遠方から電気を引っ張ってくるのは無駄です。熱を利用する現場や、せいぜい近所で、もっと小規模な発熱を起こしてそれを使えば、格段に効率がいい。

いまどき一般家庭で麦を搗《つ》いて粉をつくることなどしないけれど、それにしても、回転運動が欲しいなら、なにも遠方から電気を引っ張ってくる必要はない。風や河川や潮の満《み》ち干《ひ》などの自然環境の〝ものの動き〟から、風車や水車などのやり方で、そのまま運動エネルギーを抽出すればいい。

原発震災以降、マスコミは「原発に頼らないエネルギー供給手段の模索」という意味合いで、「エネルギー」というこ とばをやたらに使うようになりましたが、マスコミが言う「エネルギー」とはほとんど例外なく「電力」を指してきました。

たしかに電力、すなわち電気エネルギーは、かさばることがないから狭いニッポンの家屋や事業所には持ってこいだし、使い勝手がいい。しかも最近は高性能の蓄電池《バッテリー》も登場してるから、ある程度は貯めることも可能になった……。

けれども、エネルギーは「電力」だけではない。家庭や職場で熱を使うために、数百キロ離れた田舎の〝核分裂ボイラー〟（原発のことです）で莫大な量の熱を起こして、大量の湯を沸かして蒸気にして羽根車を回して電気に変えて、まだ熱いままの温水を海に棄てて（何たる熱エネルギーの無駄づかい！）、起こした電気のごく一部を、電線を発熱させて電気をムダに逃がしながら電力消費地までわざわざ持ってきて、それで電気ストーブやら「火を使わない」電磁誘導の発熱調理台なんかを使うのは、まったくバカげた、エネルギーの浪費なのです。

動力のためのエネルギーがほしいなら、いったん電気に変えなくても、水車のように動力をそのまま利用するやり方だってある。しかもこのやり方のほうが、余計なエネルギー変換をしないだけ、ずっと効率がいい。

エネルギーは「電力」だけではないのに、なんでも「電力」に変えて、「電力」なしには国民生活が成り立たないようにしてしまったのは、犯罪的な独占ビジネスに他なりません。

しかも現在は、第二次世界大戦中につくられた電力統制体制、つまり全国で一〇社にも満たぬ巨大独占電力会社が、それぞれの所轄地域において発電事業も送電事業も独占し、まさに電力マフィアと言うべき政治支配・経済支配を続けている。

このような市場独占は、コンピュータ業界でもかつて見られたものでした。

米国のインターナショナル・ビジネス・マシーンズ社、すなわちＩＢＭ社は、もともと店舗で使う金銭登録機《レジスター》の製造販売で大成功をおさめた企業で、穴あき《パンチ》カード式データ登録装置の技術をナチスドイツに提供して、ユダヤ人などの強制収容政策を支援したわけですが、戦後はいちはやく大型電子計算機《メインフレーム・コンピュータ》の開発と販売に乗り出して、大型計算機の世界市場を長年独占してきました。

大型計算機が主役だった時代には、大型計算機《メインフレーム》にたくさんの「データ入出力端末」をつなぎ、それぞれの端末から利用者がデータを中央の計算機に入力して、中央の計算機はそれぞれの課題を順番に処理して、結果をそれぞれの端末に戻す、という悠長なことをやっていました。たくさんの課題が押し寄せても、コンピュータは一台しかないから、利用者ごとに処理時間《タイム・シェアリング》を割り当てて、情報処理をしていたわけです。しかしパソコンが登場するや、こうした中央支配の構図はかんたんに崩れ去ったのです。

メインフレーム機が計算を独占的に集中管理していた時代には、なにしろ使えるコンピュータは一台ですから、その性能をどこまで上げるかが重大問題でした。そういうわけで、計算速度が格段にはやい「スーパーコンピュータ」がもてはやされたものでした。しかしパソコンが登場してからは、むやみに高価な「一台きりのスーパーコンピュータ」の出番はなくなりました。なぜなら高性能のパソコンを何百台も何千台もつなげれば、かんたんにスーパーコンピュータ並みの性能を構築できるからです。そこまでしなくても、世界じゅうの有志のパソコンの空き時間を借りて、公共の利益になるような医学や薬学の分野の計算をみんなで行なうことで、これまでは考えられなかったような成果もかんたんに出せるようになりました。

パソコン時代の今、重要なのは縦横無尽なネットワークの構築と利用です。パソコンをネットワークでつないで上手に利用すれば、かつてスーパーコンピュータが単独で行なっていた以上の計算がかんたんに実行できるわけです。

発電だってこれと同じです。原発であれ他の発電施設であれ、馬鹿でかい発電所をどこか遠くに立てて、そこで大量に電力をつくって遠方の消費地に送る、というやり方は、メインフレーム計算機だけで多くの計算課題を集中的に引き受けていた昔の電算機事情と変わりありません。

もっと小さな、個々の家庭や事業所の電力需要に見合った適正規模の発電施設を送電ネットワークで無数につなぎ、時々刻々と変わる需要と供給のバランスをリアルタイムで微調整しながら、全体として無理のない発電と送電を実現させていく、という「当意即妙《スマート》の送電網《グリッド》」こそが、インターネットの時代にふさわしいわけです。

とはいえ、電力供給のスマートグリッドだけが「当意即妙《スマート》」なエネルギー調達手段ではありません。

すでに述べたように、わざわざ電気エネルギーに変えるまでもない、熱や運動をじかに必要とする道具については、それにふさわしいエネルギーを持ってくれれば、いちばん効率がよいわけです。

ところで福島原発災害が起きてから、「ウランを使う現在の巨大原発よりもずっと安全で小型にできる〝トリウム溶融塩原子炉〟を開発すべし！」という声が、原子力マフィアの方面からマスコミをつうじて盛んに宣伝されるようになりました。

しかし、たとえウラン使用原発より安全に運転できるとしても――現在の原発だって安全神話と事故隠しで世界じゅうの人々を騙してきたんだから「トリウム原発は安全だ！」という言説だってまだ空想や神話のたぐいに他ならないのですけどね――やっぱり核分裂を起こして莫大な熱を起こしてお湯を沸かして蒸気にして羽根車をまわして発電機を動かして電気を起こす……という蒸気機関以来の熱エネルギーをやたらと無駄にして環境に棄てる、原始的な発電原理なのだから、火力発電とやってることは同じです。

しかもトリウム原発は、使用済み核燃料が猛烈な放射能を持つので、それを処理する施設を莫大なカネをかけて新設せねばならない。まさに「トイレのないマンション」であることは、これまでの原発と同じなのです。

だいたい原子炉そのものが従来の原発より「安全」だとしても、配管が破損すれば放射性物質が否応なく外部環境に漏れます。そんなものを、小型だからといって都市のなかに設置するのは狂気の沙汰でしょう。

……けっきょく「トリウム原発」開発推進論は、危機に乗じて新しい仕事を作ろうとしている原発マフィアの〝火事場泥棒〟的な言辞にすぎないのです。

さて、ここまでは、エネルギー政策というか、きわめて巨視《マクロ》的な観点から「エネルギー」というものを論じてきました。

ここで視点をかえて、こんどはきわめて微視《ミクロ》的な観点から、エネルギーについて見ておきたいと思います。

生物の細胞は分子でできています。分子どうしは「ファンデルワールス力」という力で引き合いながら、一定のまとまりを作っています。

分子は、通常は気体の状態の水素（H_2）や酸素（O_2）や、銅や鉄などの金属のように、一種類の原子どうしが何個か結びついた状態で存在しているものもあるし、水素原子と酸素原子と炭素原子など異なる種類のいくつかの原子が結合してできているものもあります。

ちなみに生物のからだを構成している物体のことを「有機物（organic matter）」といいます。もっと正確にいえば「有機物」とは「有機物質（organic substance）」、さらにいえば「有機化合物（organic compound）」から成る物体です。「有機（organic）」とは元々、「生き物の〝生命力《ヴァイタル・フォース》〟がこもっている」という意味があります。人は古代のむかしから、「生物」と「非生物」はどこが違うのかをあれこれと考え、「生物」は「生命力」という未知の力がこもっているのだろう、と信じてきました。西洋で二〇〇〇年以上も昔から信じられてきたこの考え方がもとになり、いまでは炭素原子に、酸素原子や水素原子やそのほかの種類の原子（たとえば硫黄原子）などが結びついて出来ている化合物を「有機化合物」、もっと大雑把に「有機物」と呼んでいます。

近年、「オーガニック野菜」と呼ばれる生鮮食品がふつうに売られるようになっていますが、これも、無機的な化学肥料や殺虫剤などを使わずに、自然堆肥などの「生物の力」に頼って栽培した野菜を指すことばです。

生物のからだを成している分子の話にもどりましょう。

細菌から人間にいたるまで、生物のからだを構成している基本単位は「細胞」です。細胞は、膨大な種類の生体高分子によって作られています。高分子とは、きわめて多くの原子が結びついて作られている分子のことです。

生体高分子の主役は、タンパク質と脂肪と核酸です。

タンパク質や脂肪は、細胞という〝家屋〟を成り立たせている建築資材です。そして核酸は、細胞の複製に不可欠な物質です。もうひとつ欠かせないのは、タンパク質で出来ている「酵素」という物質（高分子）で、酵素は生体内で行なわれるあらゆる生化学的反応の進行を担っています。酵素がうまく働かないと、生物は病気になったり死んでしまいます。

核酸には「ＤＮＡ（デオキシリボ核酸）」と「ＲＮＡ（リボ核酸）」の二種類があります。ＤＮＡは「二重らせん」という〝相互保障〟方式の分子構造によって遺伝情報を正確に保存している「遺伝情報の原本」として働き、ＲＮＡはそのＤＮＡから必要な遺伝情報を適宜引き出してきてタンパク質の生合成に橋渡しする補助的な役割を果たしています。

こうした生体高分子は、すでに述べたように、たくさんの原子が複雑に結合して出来ているのですが、それぞれの結合に使われているエネルギー（結合エネルギー）は、物理学の数量単位であらわせば、一〇電子ボルトにも達しません。

ここで「結合エネルギー」について、ちょっと説明しておきましょう。

原子は単独で存在するよりも、原子どうしが結合して分子を成しているほうが「安定した状態」です。これをエネルギーの観点からみると、個々の原子がばらばらの状態で存在しているときの、それらが抱えるエネルギーの総量よりも、化学的に〝相性が合う〟原子どうしが一緒になった場合の結合状態――すなわち分子の状態――が抱えるエネルギーの総量のほうが、エネルギーが小さいわけです。

ちょっと苦しい喩《たと》え話で恐縮ですが、単身者がひとりでアパートや一軒家を借りて住むよりも、気の合う者どうしでアパートの大部屋を借りたり一軒家を借りて〝部屋を分け合って《ルーム・シェアリング》〟共同生活をするほうが、それぞれの出費が減りますよね。あるいは、オトナの男女がそれぞれに独身生活を続けるのは、世間の「まだケッコンしてないの？」という〝ケッコン圧力〟に抗して生きなきゃならないぶん、気苦労がありますし、出費もそれなりに嵩《かさ》むわけで、だったら結婚しちゃったほうが気分的にも経済的にも、いろいろと楽だ、とも言えるでしょう。原子や分子などの、自分じゃ意識をもたない微小の粒子についても、これと似たような〝エネルギーを節約してラクして生きる原理〟が働いているわけです。

安定した状態におさまっている分子の結合を解いて、その分子を構成していたもとの〝ばらばらの原子〟の状態へと原子を離してやるには――これを「分子を解離する」といいますが――かなり大きなエネルギーを投入する必要があります。ぎゃくに、それまでばらばらの状態だった原子どうしが結びついて、安定した分子をつくる際には、ばらばらの原子たちが抱えていたエネルギーの総和よりも、安定した分子が抱えるエネルギーの総和のほうが小さいわけですから、ばらばらの原子たちが当初もっていたけれども結合することによって余ったエネルギーが、分子のそとに棄てられることになります。これが分子が生成するさいに「熱エネルギー」や「光エネルギー」として熱や光のかたちで観察されるわけです。

「結合エネルギー」とは、ばらばらの原子たちが抱えているエネルギーの総和（これは比較的大きい）と、それらの原子が結合して分子となったあとの〝安定状態の分子〟が抱えているエネルギーの総和（これは比較的小さい）の、差のことです。

　つまり、ちょっとややこしいですが、安定した分子の結合を解いて〝ばらばらの原子〟の状態へと原子たちを離してやるために、分子に投入せねばならないエネルギーのことを「結合エネルギー《バインディング》（binding energy）」と呼んでいるのです。「結合エネルギー」という表現をきくと、まるで〝ばらばらの状態〟の原子たちよりも、その原子たちが結合して分子を成している時のほうが「エネルギーの状態が高い」ように聞こえて勘違いしがちですが、そうではなく実際はこの逆で、安定した分子にそとから大きなエネルギーを与えていって最終的に原子どうしの結合がきれて〝ばらばらの原子たち〟になったときに、「ああ、結合《バインディング》させておくためのエネルギーってこんなに大きかったんだ！」と、人はあらためて気づく……というわけです。

「電子ボルト《エレクトロン・ヴォルト》（eV）」というのは、電子一個に一ボルトの電圧をかけたときに、その電子が受け取るエネルギーの大きさを指す単位で、「1電子ボルト」はおよそ「38・3×10^{-21}カロリー」、大雑把にいえば「4カロリーの、一億分の一（10^{-8}）の、さらに一兆分の一（10^{-12}）」という、極微のエネルギーにすぎません。しかし、こんな小さなエネルギーであっても、それより大きなエネルギーをぶつければ、原子どうしの結合が破壊されて、分子が壊れてしまう……。

　前節の「放射」の項目でふれたように、すべての電磁波は「広義の放射線」といえるので、可視光線もいちおう放射線です。しかし可視光線のエネルギーは「2電子ボルト」程度ですから、可視光線を浴びたくらいでは細胞が傷害をうけることはない、と言えるでしょう（もっとも、この可視光線の微弱なエネルギーでさえ、写真フィルムの表面に塗りつけられている感光剤のヨウ化銀のような物質に光化学反応をもたらし、感光剤を変色させているわけです）。

　ところが核分裂のときに放射されるα線はおよそ五〇〇万電子ボルト（5MeV、Mは〝百万《メガ》〟の略号）、β線も一〇〇万電子ボルト規模、γ線も数百万電子ボルトのエネルギーを持っているのです。レントゲン撮影で用いるX線も五万～二五万電子ボルト（50keV～250keV、kは〝千《キロ》〟の略号）という膨大なエネルギーを持っています。

　これがどのくらい大きなエネルギーか、下手な喩えで恐縮ですが、喩え話で考えてみましょう。

　細胞を家屋に喩えます。子供用の玩具としてコンビニなどで売っている花火は、数グラムの黒色火薬が使われています。たとえば線香花火には二グラムほどの黒色火薬が使われています。玄関先で花火をすれば、火の粉が飛んで火事になる危険もありますが、水を入れたバケツを用意して用心して遊べば、遊べないことはありません（もっとも、花火は公園のような広場で、人ごみを避けて遊ぶのが基本ですが）。

この、おもちゃの花火に使っている黒色火薬を、五〇〇万グラム（＝五〇〇〇キログラム、五トン）用意して玄関前で火をつけたらどうなるか？　いうまでもなく大爆発で家屋は跡形もなく吹き飛んでしまうでしょう。じゃあ五万グラム（＝五〇キログラム）とか二五万グラム（＝二五〇キログラム）の黒色火薬を玄関先に積み上げて火をつけたらどうなるか？　やはり大爆発で家屋は居住できないほど破壊されてしまうでしょう。

おもちゃの花火の火薬にたとえると、α線・β線・γ線やX線のような電離放射線（狭義の放射線）は、細胞に対してこれほどの破壊力を持っている、と言えるわけです。

★3　放射線と、放射能と、放射性物質を指す慣習的な語用法としての「放射能」のちがい

最初の節「★1『放射』とはなにか？」で、すでに国語辞典を引きながら言及したことですが、一点からあらゆる方向に「放射」される電磁波や粒子線は、すべて「広い意味での放射線」と言えます。これは「放射」という用語の本来の意味から導き出された定義です。

しかし歴史的に、人体の健康にとくに有害な、つまり、特に強大なエネルギーを持っている放射線――これを浴びた物体の原子や分子に電離作用を及ぼす「電離放射線」――が、「狭い意味で」放射線と呼ばれてきました。具体的には、X線や、原子核分裂につきもののα線・β線・γ線・中性子線などです。

「放射能」は、この「狭義の放射線」つまり「電離放射線」に関する用語です。さらに正確にいえば、核分裂を起こして電離放射線を発する物質の性質を言いあらわす用語です。

つまり「放射能」とは、「放射線を発する性質」を指すことばです。

たとえば、人の知的能力をあらわす「知能」という心理学用語がありますが、これと同じような意味で、特定の性質を指し示す物理学用語なのです。

「あの子の知能は高いよ」という言い方はできますが、「あの子から知能が漏れた」という言い方は、意味を成しません。ナンセンスです。

「放射能」という用語もこれと同じで、「放射線を発する

性質」を指すことばなので、「この物質は高い放射能を有する」という言い方はできても「放射能が漏れた」という言い方は、用語の定義からして、本来なら意味を成しません。

しかし日本では、「放射能を有する物質」つまり「放射線を出している物質」、すなわち「放射性物質」のことを、ひとことで「放射能」と言い表す習慣が、戦後社会のなかに広く根づいてきました。そして今では、学者の世界でも「放射性物質」を慣行的に「放射能」と呼ぶことが珍しくないほどです。

「放射性物質」のことを「放射能」と呼ぶようになった大きなきっかけは東宝の特撮映画『ゴジラ』だった、という説があります。

水爆大怪獣ゴジラは、太平洋で行なわれていた水爆実験の影響で突然変異を起こし、巨大化した恐竜、という設定で、東京に上陸して首都を壊滅させるのでした。この映画は一九五四年（昭和二十九年）十一月三日に公開されましたが、この年は、日本が原子力の脅威に出会った運命的な一年だったのです。

前年（一九五三年）の十二月八日――奇しくも「真珠湾奇襲」による日米開戦からちょうど一二年後のこの日――米国大統領アイゼンハワーは国連で「アトムズ・フォア・ピース」演説を行ない、米国の同盟国に原子力の恩恵を施すことはやぶさかでない、と宣言しました。これを受けて、当時の日本の保守政治勢力と米国政府とのあいだで日本への原発導入にむけた政治的調整が秘密裏に始まったのでしたが、翌一九五四年の三月一日に遠洋マグロ漁船「第五福竜丸」が太平洋で操業中、米国がビキニ環礁で実行した水爆実験に遭遇して〝死の灰〟を浴びるという「被爆」事件が起きました。これがきっかけで日本では核兵器反対の国民の声が大きく高まり、国際的な反核運動に発展して、今に至っているわけです。

一九五四年三月、第五福竜丸事件が起きた直後に、中曽根康弘は日本で初めての「原子力予算」（二億三五〇〇万円）を国会に提案し、成立させました。この予算額の根拠について、中曽根は、原爆や原発の燃料であるウラン２３５になぞらえた、と冗談めかして語ったので、原子力開発で動いていた学者たちが「ふざけるな」と腹を立てた、という逸話も伝えられています。なお、当時はまだ自民党が結成されておらず、中曽根康弘は改進党の代議士でしたが、元警察官僚で読売新聞社主だった正力松太郎に急接近して、正力をかついで原子力推進の強力な政治勢力を作ろうとしていました。

　ちなみに正力松太郎が警視庁の幹部を務めていた一九二三年（大正十二年）九月一日、関東大震災が起きたわけですが、正力は震災の混乱のなかで「朝鮮人が混乱に乗じて暴動を起こしている」というウソの噂を広めた張本人であり、この煽動《デマ》のせいで各地の自警団が朝鮮人を大量に虐殺するという悲劇が起きたわけです。正力は戦時中、翼賛政治会や内閣情報局の重職を務め、さらに貴族院議員に勅選されて小磯内閣の顧問なども務めていたため、敗戦後は「A級戦犯」に指定されて巣鴨拘置所《プリズン》に投獄され、公職追放になっていました。ところが米国の諜報部はこの男の〝利用価値〟に目をつけ、戦犯不起訴が決まって巣鴨プリズンから釈放されるに至ります。正力は米国の政治家たちに「日本に放送電波《マイクロウェーブ》で結んだ反共宣伝の強力な宣伝網をつくりたい」と売り込みをかけ、こうした思惑で生まれたのが日本テレビ放送網（NTV）でした。そのNTVが放送を開始したのは一九五三年（昭和二十八年）の八月。奇しくもアイゼンハワーの「アトムズ・フォア・ピース」演説の数カ月前のことだったのです。

　こうして、日本の国民がふたたび、こんどは太平洋のはるか彼方で、水爆で「被爆」するという事件に重なるかたちで、日本自身が原爆開発にもつながりかねない原子力の研究開発に乗り出すことが決まったわけで、一九五四年の日本は文字どおり「原子力」で揺らいだ一年でした。その年の「文化の日」（正確には〝新憲法の公布記念日〟であり、それ以前は〝明治天皇の誕生日〟で祝日だった）に『ゴジラ』が幕開けしたのでした。

　水爆大怪獣ゴジラは、「放射能を吸収」して活力を得たり、「放射能熱線」を口から吐いて街を燃やしつくすのでした。しかし現実には「放射能を吸収」するなんて不可能ですし、「放射能熱線」なんて存在しません。「熱線」というのは遠赤外線であり、遠赤外線は「放射能」とは、とりあえず関係がない。SF活劇だから、厳密にいえば科学的にインチキなことでも、面白おかしく描くことができたわけです。

「放射能が漏れる」という表現は、科学的には不正確です。「放射能をもった物質が漏れる」と言わねばなりません。だけど、たとえば天才的なピアノの演奏能力を持っているのに貧しさに負けて音楽とは無縁の道を選んだ少女に、その才能を認めた恩師がこう忠告しても、不自然には聞こえないでしょう――「ピアノをやめるな！　おまえの才能がだまっちゃいないぞ」。

　この恩師は、「才能」という抽象的な「性質」を擬人化して、「才能がだまっちゃいない」と言っているわけです。これと同じように、「放射性物質が漏れる」と言うべきところを、「放射能」を擬人化して「放射能が漏れる」と表現しても、言いたい意味は伝わります。

　ですから厳密にいえば「放射能」と「放射性物質」という二つの言葉を混同してはダメですが、会話の文脈のなかで話者の真意がはっきりわかるなら、すでに半世紀以上の〝伝統〟を踏まえた言い回しですから、大目にみてもよいのではないか、と私は思います。

　ただ、やっぱり誤解をまねくような〝ことばの使い方〟はまずいわけで、「放射性物質」と言うべきところで「放射能」ということばを用いるのは、なるべく控えるべきだし、「放射能（なお日本では「放射性物質」を「放射能」と呼ぶ習慣があるのでここでもそれに倣《なら》った）」といったぐあいに、長ったらしい〝但し書き〟を添える必要があるでしょう。

★4　原子と元素と核種のちがい

　大昔から人々は、「この世には無数の種類のものが存在しているように見えるけど、究極的には、限られた数の〝元素《エレメント》〟しか存在しておらず、それらがいろいろと組み合わさって、無限の姿をみせているのだろう」と考えてきました。

　この発想にもとづき、西洋では古代から中世を経て近代にいたるまでの長い年月のあいだ、「物質を純粋な要素に分けていったとき、それ以上は分けられなくなる究極の純粋物質」すなわち「元素」の正体をつかもうと、無数の自然哲学者や錬金術師が、実験と思索を続けてきたわけです。

　大昔には、世界を構成する究極の要素（元素）は、「火・土・水・空気」とか「硫黄・水銀・塩」など、それぞれの時代や文化に応じて、いろいろと想定されてきました。

　近代になって化学が急速に発展し、一九世紀の後半には、天然に存在する「元素」の周期律の一覧表が描けるほどまでになったのです。

　ところでこの「これ以上は分割できない究極の要素」の組み合わせで森羅万象が生み出されているという考え方は、これまで「純粋な要素」だと信じられてきた物質が、実験的な操作をつうじて想像してもいなかった別の物質に一変した瞬間に、大きな飛躍を遂げることになります。

　たとえば水は、昔は「究極の元素《エレメント》」だと信じられていたけれど、水を電気分解してみたら、二種類の気体があらたに生じたわけです。気体の正体は「水素」と「酸素」だと判り、そこから水は水素と酸素の結合で生じているのだと判ったわけです。水はたしかに、どこまで小分けしていっても水に変わりはありません。このように、物質としての性質が同じままで、どこまでも小分けしていってたどり着く、物質の性質を保持した最小の粒子を「分子」といいます。だけど分子は、電気エネルギーなどで刺激すると、それまでの物質とは性質が異なる、もっと小さな粒子に分解されることがあります。水の分子は酸素と水素に分解されました。そして酸素も水素も、通常は酸素なり水素という特定の物理化学的性質をもった物質として存在しています。こうした究極の物質が「元素」であり、それぞれの元素を作っている究極の微粒子が「原子」です。

つまり「元素」も「原子」も、純粋な物質を構成している究極の〝要素〟を指しているわけですが、「元素」はその物質の物理化学的な特性に着目した言い方であり、「原子」はその物質の構造に着目した言い方です。水素の原子も、酸素の原子も、通常は、同じ原子どうしが二個結合してガス状の「水素分子」や「酸素分子」を作っています。酸素ガスや水素ガスは、究極的に純粋な物質ですから、いずれも「元素」です。

一九世紀のなかばに、天然自然に存在している「元素」がひととおり見つかって、周期律に沿って整理分類されると、森羅万象はこの「元素」の組み合わせですべて説明できるに違いない、という楽観論が現れました。ところが、ほどなくドイツのレントゲン博士が真空管を使って実験をしていて、たまたま物質を透過する〝謎の光線〟を発見したことで、天然元素で万物の成り立ちがすべて説明できると期待した楽観論は、あっというまに破綻しました。

レントゲン博士は、真空管から放射される〝謎の物体透過光線〟を「ナゾ」という意味をこめて「X線」と名付けました。X線の発見で、この世にはまだまだ未知の物理現象があり、それを見つければ不思議な現象も解明できるかもしれない、と期待しながら、世界じゅうの科学者が、未知の光線さがしを始めました。一九世紀は、死後の亡霊は実在しており、物理学によって心霊の謎は解明できる、と信じる科学者が数多くいて、そうした科学者たちが電気や電波の研究をリードしていたのです。

一九世紀の末、花の都パリではキューリー夫妻が「放射能」という考え方を確立し、ポロニウムやラジウムといった放射性元素を発見して、「放射能を有する放射性物質が放射線を発する」という、今では常識になっているが当時としては革命的な認識を打ち立てました。

ではなぜ、暗闇であやしげな蛍光を発するラジウムのような物質から放射線が出てくるのか？

この謎を合理的に説明しようとして、原子はたんなる微小の〝粒〟ではなく、太陽のまわりを惑星が公転しているような構造をしている、という理論仮説がいろいろと提唱されるようになったのです。

つまり、一九世紀末に放射線が発見されたことで、原子の内部構造についての究明があらたに始まったわけです。

やがて、原子は「原子核のまわりをいくつかの電子が回っている」という、宇宙天体のような構造をしていることが判ってきました。

電子そのものはマイナスの電気を帯びているけれど、原子は電気的に中性です。ということは、原子核はプラスの電気を帯びていることになります。このようにして、原子核は、さらにプラスの電気を帯びた「陽子」と、電気的に中性の「中性子」が結びついて出来ていることが判りました。

原子核が、陽子と中性子の結合で成り立っていることがわかると、今度はさらに、同じ原子なのに、中性子の数がちがうせいで、すこしずつ原子の重さがちがうものが存在することが判ってきました。

原子の化学的な性質は、基本的には陽子の数によって決まります。原子核の周辺をさまよっている電子は、放射線のような〝エネルギーの塊〟が直撃したり、近傍を通り過ぎるだけで、比較的かんたんにどこかに撥《は》ね飛ばされてしまいます。こうして電子を失った原子は「イオン」になりますが、イオンはふたたび電子を獲得すれば、もとの原子に戻ります。

（イオンとは、原子核を成す陽子の数と、原子核を周回する電子の数が、同じではない原子や分子のことです。陽子と電子の数が同じでないと、原子は電気的にプラスかマイナスに偏ります。電子の数が、陽子の数よりも少ないと、原子はプラスの電気を帯びます。逆に、電子の数が、陽子の数よりも多いと、原子はマイナスの電気を帯びます。こうして電気的な偏りを帯びた（つまりプラスまたはマイナスに「荷電」している）原子や、そうした原子から成る分子は、電圧がかけられている空間（＝電場）で、電極に向かって自ら「移動して（ギリシア語でイーオン）」いきます。これがイオンの正体です）

陽子の数を増やしたり減らしたりすることは不可能ではありませんが、イオン化させて電子の数を減らすのと比べたら、ずっと難しいことです。けれどもいったん陽子の数が変わってしまったら、もうその原子は、元の原子に戻るのは事実上困難です。つまり陽子の数が増えたり減ったりして、原子核の組成がいったん変わったら、あたらしい陽子の数に対応した、別の種類の原子になってしまうのです。

そういうわけで、原子核を構成している陽子の数を「原子番号」といいます。原子番号は、原子の種類を見分ける〝名札〟といっていいでしょう。

ならば、陽子ではなく、中性子の数が増えたり減ったりしたら、もとの原子はどうなるでしょうか?

陽子の数はもとの原子とおなじですから、原子の種類が転換するわけではありません。しかし中性子は、きわめて小さいけれども重さを持っている核子ですから、中性子の数が減れば原子核はすこし軽くなるし、中性子の数が増えれば原子核はすこし重くなります。そういうわけで、原子核のなかの中性子の数がちがっていて、それゆえ同じ種類の原子なのに、原子核の重さがすこしずつ違っている、原子の〝兄弟一家〟のような一群が存在しています。この〝兄弟一家〟の個々のメンバーは、みな原子番号が同じ原子なので〝同じ顔〟をしているのだけれど、体重だけは各々すこしずつ違うわけです。

「原子番号」にならって、原子核を構成している陽子の数と中性子の数を足した合計を「質量数」といいます。質量数は、同じ原子のうちの、体重が微妙にことなる兄弟それぞれを見分ける〝体重ゼッケン〟のようなものです。「質量数＝陽子の数（原子番号）＋中性子の数」ですから、質量数から原子番号を引けば、中性子の数がわかります。

たとえば、ヨウ素は「原子番号53」の元素です。つまり原子核に陽子が五三個つまっているわけです。しかしヨウ素原子には「質量数１０８」から「質量数１４４」まで、質量数が一つずつ異なる三七個の〝兄弟一家〟が存在していることが、知られています。質量数から原子番号を引けば、原子核に詰まっている中性子の数がわかるわけで、ヨウ素原子の〝兄弟一家〟は、中性子が五五個の軽い弟分から、中性子が九一個の重い兄貴分まで、体重がことなる三七個のメンバーがいるわけです。

このように、原子番号（＝陽子の数）が同じ原子でも、中性子の数がちがっていて、それゆえ質量数がちがう仲間たちを「同位体《アイソトープ》」と言います。

ヨウ素の場合は、「質量数１２７」、つまり陽子五三個と、中性子七四個によって原子核が成り立っているヨウ素原子だけが「安定」しており、それ以外の三六種類の同位体はいずれも原子核が遅かれ早かれ勝手に自己分裂して、β線やγ線を放出します。

「安定している」とは、同位体が自発的に核分裂をおこして放射線を出したりしない、という意味です。これとは逆に、自発的に核分裂をおこして放射線を出しながら別の元素に変わっていってしまう同位体を「放射性同位体《ラジオアイソトープ》」（略称RI）といいます。

　たとえばウランを核分裂させると、「核分裂生成物」としてさまざまな放射性物質が生み出されますが、ヨウ素の放射性同位体である「ヨウ素131」もそのうちの一つです。ヨウ素はそれ自体が昇華して気体になりやすい物質ですし、酸に溶けやすく、ヨウ素が溶けた酸の溶液は、熱せられると、ガス状のヨウ素がかんたんに揮発して空気に混ざり込んでしまいます。ですから原発事故で原子炉内部の〝死の灰〟（核分裂生成物）が自然環境中に放出されると、周辺住民は大量の放射性ヨウ素を呼吸で吸い込むことになります。人体に取り込まれたヨウ素は甲状腺に蓄積するので、放射性ヨウ素を吸い込めば、それは甲状腺に溜まってしまい、そこで放射性ヨウ素の核分裂はつづき、周辺細胞をβ線やγ線で破壊して、甲状腺癌などの発生リスクを高めるわけです。だから放射性ヨウ素が体内に入り込んでくるまえに、「ヨウ素127」を主成分とする「安定ヨウ素」剤をあらかじめ飲んでおき、甲状腺などを安定ヨウ素で飽和状態にしてしまい、もうこれ以上、体内にヨウ素を取り込んでも生体組織に吸収できる余地がないようにしておけば、放射性ヨウ素の体内蓄積を阻止できるわけです。


同位体は、原子番号（＝原子核の陽子の数）は同じだけれども、原子核の中性子の数がたがいに異なる原子の〝兄弟一家〟を言いあらわす用語です。

　このほかにも、原子核をつくっている中性子の数は同じだけれども陽子の数がちがうので、けっきょくちがう種類の原子である、という〝兄弟一家〟もあります。たとえば「炭素13」と「窒素14」は、そういう関係の〝兄弟一家〟といえます。

　このように、原子核を構成する陽子と中性子のそれぞれの数のちがいに注目し、原子核のなりたちの微妙なちがいにもとづいて、原子それぞれの種類を見分けることがあるわけですが、そのときの原子の種類を「核種」と呼びます。

（本書の巻末に、参考資料として、チェルノブイリ原発事故をめぐる現地資料「**あなたと、お子さんを放射線からどうやって守るか――親のための手引き**」を載せましたが、このなかに「放射性核種」という用語がたびたび出てきます。そこでは「放射性同位体」という意味で使われていますよほど特殊な事情がないかぎり、たいていは「放射性核種」といえば「放射性同位体」、つまり「放射性元素」を指すわけです）

★5　被爆と被曝のちがい

「被爆」というのは「爆発にさらされる」ことを指すことばです。

「被曝」というのは「放射線にさらされる」ことを指すことばです。

　いずれも原子力がらみの文脈で使われることばなので、前者は「核爆発にさらされる」こと、後者は「電離放射線にさらされる」こと、と意味を限定することができます。

　戦争でじかに原爆攻撃をうけたのは、これまでの広島と長崎の市民だけでした。原子爆弾（すなわち核分裂爆弾）であれ、水素爆弾（すなわち核融合爆弾）であれ、直撃をうければ、まず核爆発の瞬間に発生する大量の高速中性子線を浴びることになります。

　大量の中性子線を浴びると、浴びた物質の原子の原子核には、よけいな中性子がむりやり押し込まれるので、原子の質量数が増えたり、いままで安定していた原子が核分裂を起こすようになります。安定していた原子が、核分裂を起こして放射線を出す（つまり「放射能」を持つ）ようになることを、「放射化」といいます。

　じっさい、広島や長崎で原爆の直撃をうけて、中性子線を浴びたせいで瓦礫《がれき》が放射化したり、被爆者の体内のリン（燐）が放射化して、放射性リンに変化し、そこから出る放射線で体内被曝を受けた、などの報告があります。

　核爆弾を浴びなくても、放射化は起こります。たとえば原子炉のなかは、核分裂によって中性子線が飛び交う環境なので、原子炉の構造材が中性子線を浴びて放射化してしまう。だから廃炉して解体工事を行なうことになれば、原子炉そのものも巨大な〝放射性廃棄物〟として処理せねばなりません。また、福島原発災害のように原子炉に爆発が及んだ場合は、炉内から吐き出された〝死の灰〟や核燃料だけでなく、原子炉の破片も、放射性物質として周辺環境に飛散することになるわけです。

　核爆発の直撃を受けた場合、大量の中性子線だけでなく、強烈な熱線と爆風も被災者に致命的な打撃を与えます。

　まず熱線を浴びて大やけどを負います。

　爆発で生じた熱線が瞬間的に爆発地点周辺の空気を熱して、強烈な爆風が周囲のものを吹き飛ばしてしまいます。

　猛烈な上昇気流が生じて、〝死の灰〟（核反応の生成物）を含んだ〝キノコ雲〟となって舞い上がると、その地点は一時的に真空にちかい状態になるので、こんどはそこに、猛烈な勢いで風が吹き込みます。
この津波のような爆風の往復に直撃されたら、被災者はそれだけで致命傷を負うわけです。

広島でも長崎でも、核爆発の直撃をうけて多くの人が死にましたが、直撃を生きのびた人たちも、ほどなく死んでいきました。大量の放射線を浴びたせいで、さまざまな生体組織の細胞になっていく予定の「幹細胞」がすっかり破壊されてしまったのです。「幹細胞」が破壊されたら、損傷した組織を〝新生〟させるはずの〝細胞の元〟が尽きてしまうので、傷が治りません。おまけに各種の免疫細胞を作り出す〝細胞の元〟も尽きてしまうので、免疫機能がすっかり失われてしまい、治療の甲斐なくつぎつぎと死んでいったわけです。

これと同じような悲劇は、一九九九年九月に、茨城県東海村にある住友金属鉱山傘下の核燃料製造企業であるＪＣＯ社の、ウラン加工工場で起きた「バケツ臨界事故」でも繰り返されました。東海村の住宅地に隣接するＪＣＯ社では、社員にずさんきわまるやり方で核燃料の処理作業を行なわせていました。その結果、作業員がバケツにウラン溶液を入れすぎて、ウランの核分裂が起きてしまい、中性子その他の放射線の直撃をうけたのです。被曝医療の最先端を走っていたはずの放射線医学総合研究所でさえ、致死量をこえる放射線を浴びた作業員たちを、自分らの病院に収容するのを拒みました。そこで東大病院が、一種の〝研究材料〟としてこの作業員らを受け入れ、骨髄移植など、考え得る治療策をすべて試したのですが、そうした治療の甲斐もなく、ＪＣＯ社の被曝作業員たちは放射線で幹細胞を完全に破壊され、放射線で破壊された生体組織の再生がまったく出来ないまま、文字どおり〝からだが崩れて〟死に至ったのです。

核爆弾の直撃を受けたのは、〝原爆空襲〟の当時に広島と長崎に居合わせた人々でしたが、その後、救援や人探しのために被爆地に足を踏み入れた人たちや、〝死の灰〟が混ざった「黒い雨」を浴びた人たちは、放射性物質を体内に取り込んで、体内被曝によって、死んだり致命的な傷害をこうむることになりました。

核爆弾の爆発にともなう熱線や中性子線や爆風をじかに浴びなかったにせよ、爆発で生じた〝死の灰〟を吸い込んで体内被曝をこうむって苦しんだり死んだ人々は、広島や長崎のほかにも世界じゅうにたくさんいます。

米国、ロシア、英国、フランス、中国などの核爆弾保有国が、自国の領内やよその地域で核爆発実験を行ない、その近隣に住んでいる人々や、第五福竜丸の船員のように実験地点の付近にたまたま居合わせた人々を、被曝させてきたわけです。こうした人たちも、原爆や水爆の実験の被災者なのですから「被爆者」と呼ぶべきでしょう。

さらに近年では、重くて硬い「劣化ウラン」（原爆や原発に適したウラン235がほとんど含まれておらず、役に立たないウラン238が主要成分なので「劣化」呼ばわりなのです）を砲弾に用いた「劣化ウラン弾」が、一九九一年には米軍がイラクで、一九九九年にはNATO軍がユーゴスラヴィアで、二〇〇一年以降は米軍がアフガニスタンで、二〇〇三年には再び米軍がイラクで、さらに二〇〇六年にはイスラエルがレバノンで、それぞれ実戦使用され、いずれの場所でも放射線傷害で苦しむ被害者が急増しています。

劣化ウランは、それ自体は放射能による毒性が比較的低いと宣伝されてきました。しかし劣化ウランを砲弾に使えば、爆発粉砕によって超微細な劣化ウランの粉塵が大量に発生し、それが広く飛び散って、呼吸や水や食物や皮膚への接触を介して体内に入り込みます。

比較的大きめの粒子では健康に害を為さないものでも、超微細な粒子になると、体内への取り込まれかたが全然ちがってくるので、容易に取り込まれて深刻な健康危害をもたらす場合があるのです。これは「ナノ粒子の健康問題」として、欧米などではずいぶん前から憂慮され、真剣に検討されてきた問題です（残念ながら日本ではナノ粒子が健康におよぼす潜在的危険性の問題は、これまでほとんど論じられていません）。

ちなみに「ナノ」というのは「一〇億分の一」をあらわす言葉です。「一〇分の一」は「デシ」、「一〇〇分の一」は「センチ」、「一〇〇〇分の一」は「ミリ」、さらにその一〇〇〇分の一である「一〇〇万分の一」は「マイクロ」、さらにその一〇〇〇分の一である「一〇億分の一」は「ナノ」と言います。ナノ規模の超微細の人工産物は、未知の健康危害をもたらす物理化学的な危険性を抱えています。

劣化ウラン弾の破裂で環境中に拡散した放射性の微小破片を体内にとりこみ、その結果、被曝した数多《あまた》の人々も、やはり核兵器の爆発で被災した「被爆者」なのです。

★6　「内部被曝と外部被曝」という分け方は正確でない
（「照射被曝」・「付着被曝」・「体内被曝」に分けて論じるべき）

福島原発災害が起きて以来、われわれ日本国民は、政府《オカミ》とそのチンドン宣伝機関であるマスコミがたれ流す〝大本営発表〟の馬鹿げた風評に、来る日も来る日も、曝《さら》されつづけてきました。

その代表格は、福島県浜通にある福島第一原発を〝中心点〟にして、地図のうえにぐるりと同心円を描き、円の中心からとおい場所は安全だ、などと気安めの駄ボラをばらまく〝安全デマ〟でした。

「放射線は距離の二乗に反比例して減衰するので、原発から離れている人は心配ありません」などと、バカ丸出しのインチキを語る学者や記者や放送解説者などもいました。

はいはい、たしかに放射線は、線源からの距離が二倍になれば強さは四分の一に減衰しますし、線源からの距離が三倍になれば強さは九分の一に減衰しますよ。……だけど爆発した福島原発は「人工太陽」でも「放射線発生装置」でもないんだ。周辺に住んでいる人たちは、原発からじかに放たれる放射線を浴びていたわけじゃないんだから。

マスコミに出てくる御用学者や放送解説委員などは、「X線を浴びるよりも安全です」などとも言ってましたね。バカ丸出しですね。だってX線は出しっぱなしじゃありませんよ。放射線技師がちゃんと管理している環境下で、撮影の瞬間だけX線を被験者に照射するわけですからね。ところが福島原発から漏れ出た放射性物質は、住民が体内に取り込んだら、あとはもう際限なく放射線を周辺の生体組織に浴びせ続けるわけです。まったく管理されていない慢性被曝なのですよ。

御用学者も、マスコミ大放送局の解説委員も、馬鹿や阿呆じゃ務まりません。……ということは、X線撮影のような管理が行き届いた条件での放射線照射と、放射性物質を体内に取り込んだ結果おきる慢性的な放射線被曝とを、わざと混同させて、意図的に気安めの駄ボラを放送していたわけです。……これはまったく悪質です。殺人的な悪意ですよ。

放射線被曝には「外部被曝」と「内部被曝」の二種類がある、という物言いが、いまの日本社会では主流になっています。

ちょっと前、つまり福島原発事故からしばらくの間は、政府もマスコミも、まるで「内部被曝」など存在しないかのような欺瞞的な態度で、福島原発からの放射線の危険性を「外部被曝」であるかのように解説していました。これは政府が、広島や長崎の原爆被爆者の補償問題で、これまで「内部被曝」を認めず、核爆発の直撃による「外部被曝」だけを認めてきたという卑怯な過去を、そのまま引きずってきた結果だったのでしょう。

そうだとすれば、福島原発がばらまき続けている放射性物質の体内取り込みによって生じる「内部被曝」を政府やマスコミが避けて通れなくなり、報道などに「内部被曝」ということばが登場するようになったのは、原爆被爆および原発災害被曝の補償問題を考えるうえで重大な進展であった……と、言うこともたしかに可能でしょう。

しかし、人体がどのようにして放射線被曝をうけるか、その実態を考えるなら、「外部被曝」と「内部被曝」という二大分類の発想では不十分です。なぜならこの発想でいけば、衣服や皮膚に付着した放射性物質への対策がなおざりにされる恐れがあるからです。それに、X線撮影のような放射線照射と、〝死の灰〟がただよう環境のなかで生活する危険性が、御用学者どもによって意図的に混ぜっ返されて悪用され、多くの国民が、ペテン的な気安め宣伝やカルト宗教まがいの「被曝安全」神話の洗脳工作にうっかり騙されてしまう恐れがあるからです。

とりあえず、被曝の経路については次の三種類にわけて考えるべきでしょう。

①**「照射被曝」**――医療現場でのX線撮影やら治療用γ線照射とか、空から降りそそぐ宇宙線を浴びるなど、体外のはなれた場所から飛来してきた放射線を浴びることでこうむる被曝です。

医療現場での放射線照射は、放射線技師によって照射時間や放射線の強度が安全範囲内に収まるように管理されているので、むやみに放射線照射を受けないかぎりは、医者の責任において「安全」であると考えることができるでしょう。

ただし、放射線技師が操作ミスをしたり、破壊検査用などの放射線の照射装置が不具合を起こして放射線が出っぱなしになって、大量に照射されてしまう事故が起こることもあります。

宇宙線の被曝については、ふつうの平地に住んでいるぶんには特に心配する必要もないわけですが、ひんぱんにジェット機に乗って高空で長時間をすごすライフスタイルの人々や、宇宙飛行士などは、宇宙線被曝のリスクを人工的に高めているわけです。

②**「付着被曝」**――一九八七年にブラジルのゴイアニア市で、廃墟となった元病院に放置されていた治療用の放射線照射装置を分解して、暗闇であやしげな蛍光を発する放射線源（粉末状のセシウム137）をとりだし、宝石だと思い込んでカーニバルで顔やからだに塗って、それで集団被曝

するという大きな事件が起きたことがあります。

まるでブラックユーモアの映画みたいな展開となった「ゴイアニアの放射性セシウム被曝事件」は、例外的な事故ともいえそうですが、福島原発災害のように原発が爆発して〝死の灰〟を自然環境にばらまけば、大気中を浮遊する放射性物質の粉塵が衣服や皮膚に付着することもあるでしょうし、泥水をいじったり砂場であそんだ子供たちの衣服や手足などに放射性物質が付着することもあるでしょう。

福島第一原発は爆発事故で損壊し、燃料冷却系が壊れてしまったので、炉内に残されているはずの（だが実際には爆発で建屋の内外にまで拡散している）核燃料や核分裂生成物を冷却するために、外部から大量の水を注入しつづけていましたが、その水は高レベルの放射性物質を含んだまま、海にたれ流されてきました。大量の高レベル放射性物質が混入した汚染水が海に流れ出れば、海水だけでなく、近海の海底土壌などにも付着するし、海洋の微生物にも取り込まれます。放射能汚染水が拡散してきた海域の近くで海水浴をした人は、全身の皮膚や粘膜などに放射性物質が付着する可能性があるわけです。

放射性物質が髪の毛や衣服や皮膚に付着したままにしておけば、隣接する生体組織は被曝します。また、傷口や、毛穴や、目・耳・鼻・口・性器・肛門などから、放射性物質が体内に侵入する恐れもあります。

③**「体内被曝」**——衣服や皮膚に付着して、体表の生体組織に放射線被曝をおよぼした放射性物質が、傷口や毛穴や目・耳・鼻・口・性器・肛門などから体内に侵入する恐れがありますが、それ以上に心配せねばならないのは、放射性物質が呼吸によって肺に取り込まれたり、汚染された水や食物をつうじて消化器にじかに送り込まれる危険性です。

被曝の経路については、以上の三種類を考えれば必要にして充分であろうと思うのですが、このほかにも、次のような分類に沿って被曝問題を考えれば、問題点がいっそう明確になり、対策を立てるうえで有効であろうと思います。

…………………………………

Ⓐ**「自然被曝」**——原子力技術が存在しなかった大昔から、人類は自然環境中のさまざまな放射線を浴び続けてきました。

花崗岩などが豊富な地域では土壌から多くの放射線が出ていますし、土壌から放射性ラドンなどのガスも出ています。だからコンクリートや石造建築の建物に住んでいれば、放射性ラドンなどからの放射線を浴びやすいし、ラドンは重いガスで空気よりも下に溜まる性質があるので、地下室に長時間いればそれだけ被曝のリスクは高まります。

それに居住地の標高が高ければ、宇宙から飛来する放射線（宇宙線）への被曝量も増えます。

天然カリウムには一定量（約〇・〇一％）の放射性同位体（カリウム40）が必ず含まれているので、カリウムの含有量が多い食物を食べ続ければ、放射性カリウムによる体内被曝のリスクは当然高まります（近年、塩分を抑えるために塩化ナトリウムの代わりに塩化カリウムを多く含んだ食塩が売られていますが、ナトリウムによる血圧上昇効果が抑えられる代わりに、ごくわずかながら天然の放射性カリウムの経口摂取量は増えてしまうわけです）。

たばこの木は、土壌や大気中の放射性元素（ポロニウム210や鉛210やラドン222）を取り込む性質があり、それゆえ、たばこの葉には放射性ポロニウムや放射性鉛が蓄積しやすいので、喫煙を続けていればこうした放射性元素による被曝のリスクも高まります。

御用学者のなかには「人間は自然の放射線にさらされながら、それに適応して生きてきたのだから、少しくらいの放射線に被曝しても心配ない」などと駄ボラを吹いて人々を騙している連中もいますが、この言い分はトンデモないインチキなのです。

自然の放射線といえども細胞に傷害を及ぼします。ですから自然環境の放射線レベルが高い地域では、放射線に対する感受性が高い個体は、母親の胎内にいるうちに死んだり（流産や死産）、早死《はやじに》して、子孫を残すことができずに、長い年月のあいだに絶滅したと考えるのが妥当です。そういう放射線レベルが高い地域で現在生きのびているのは、放射線損傷に比較的耐えられる「適応的な個体」の血統（＝遺伝系統）だけだった、と解釈できるわけです。

（ちなみに、被曝線量が高い地域に生息する動物たちの生態については、〝チェルノブイリの森〟で起きていることが教訓になるでしょう。放射性物質でひどく汚染されたチェルノブイリ原発周辺の地域は、人間がほとんど避難していなくなったため、今では野生動物がたくさん棲みついて〝自然保護区〟のようになっていますが、元々この地に生息していた野生動物は、原発事故の直後の放射能レベルが高かった時期に被曝で死に絶え、時がたち放射能が減衰するにつれ、外部から新たな動物が侵入して、現在生息していると、考えられています。おそらく人類の生態系だって、長期的にみればこれと同様の〝移り変わり〟を経験してきたのでしょう）

残念ながら、我々はこうした高線量被曝地域で自然淘汰を乗り越えて生きのびた遺伝系統ではありません。ですから、イランのラムサールや、インドのケララや、ブラジルのガラパリのように、世界のどこかにある環境放射線レベルが高い地域の事例を引っぱってきて、「人類は放射線レベルが高くても生存できる」などと宣伝するのは詐欺行為です。

それに、最近一〇〇年ほどのあいだに物理学の実験で生み出され「発見」されてきた人工的な放射性元素については、どんな生物も、うまく排泄したり解毒するという生理学的な適応はまだ出来ていないのです。だから例えば、プルトニウムを鉄と混同して体内に溜め込んだり、放射性ストロンチウムを骨組織に蓄積するような、自滅的な代謝を行なってしまうわけです。

Ⓑ「人工被曝」——自然界に存在してきたさまざまな放射線に対して、人類はそれぞれの地域の生活風土のなかで、適応できない遺伝系統が自然淘汰されるというかたちで、地域集団として適応してきました。その結果、現在に生まれた我々は、太古から生物が浴びてきた自然環境中の放射線に対してのみ、それに耐えながら生存していけるギリギリの適応能力を遺伝的に受け継いで、生きているわけです。

最近一〇〇年ほどのあいだに人工的に作り出された放射性元素を器用に解毒したり排泄するはたらきは、まだ我々のからだには備わっていません。それに、自然界の放射線への対処だけで精一杯なのに、そのうえ新たな放射線被曝にまで対処できる能力が、我々のからだに備わっているという保障はまったくないのです。

ですから、人工の放射性元素が生み出される以前、つまり一九世紀以前の伝統的な自然風土のなかで暮らす人々が浴びてきた自然の放射線を、あらためて推測し、質的にも量的にもそれと異なる二〇世紀以降の「人工被曝」については、「自然放射線被曝」と切り離し、独立した問題として論じるべきです。

「人工被曝」として考えるべき対象は、少なくとも二種類あります。

第一は、人工的な核分裂反応によって発生するさまざまな放射性元素です。地球上には、自然状態で核分裂が起きている場所も、ないわけではありません。唯一知られている例は、アフリカのガボン共和国のオクロにある天然ウラン鉱床で、ここでは二〇億年ほどまえに核分裂反応がおき、たまたま条件がよかったので核分裂の連鎖反応がその後、数十万年も続いたと考えられています。しかし、この「オクロの天然原子炉」と呼ばれる太古の昔の痕跡は、奇蹟といっていいほど例外的な事例ですから、この例外を除けば、核分裂で生じる放射性物質は「人工的な放射性物質である」と言えるわけです。すでに述べたように、最近一〇〇年ほどのあいだに生物の世界になだれ込んできた「人工の放射性物質」に、生物はまだ適応できておらず、内臓や骨や筋肉に貯め込んでわざわざ放射線被曝をまねくような、自滅的な生体反応をしてしまうのです。

第二は、高度なテクノロジー文明の助けを借りることで、はじめて可能になった「被曝体験」です。X線照射はその代表格でしょう。X線そのものは自然界に存在してきたわけですが、真空管に電流を流すことで、X線の利用が初めて可能になったわけです。また、ジェット機やロケットで超高空に飛んでいけるようになった結果、地上に暮らしていればほとんど問題にならない宇宙線の被曝が、健康を脅かす問題として立ち現れたのでした。

我々はふつうに暮らしていても、宇宙線を少しは浴びているし、食事をつうじてごく微量の、天然元素につきまとうカリウム40のような放射性元素を体内に取り込んでおり、「自然被曝」をしているわけですが、ならば嗜好品のタバコにふくまれる放射性ポロニウムや、石造建築やら地下室での暮らしで直面する放射性ラドンや、ジェット機や（遠くない将来に一般人でも宇宙飛行ができるようになる可能性は高いので）ロケットに乗って超高空に行くことで直面する、地上とは比較にならないほど大量の宇宙線による被曝を、どう考えればいいのでしょうか？

とりあえず、タバコの放射性ポロニウムや、カリウム塩に含まれる放射性カリウムや、地下室とか石造建築物のなかをただよう放射性のラドンガスや、宇宙線については、さきほど「自然被曝」の項目で紹介したわけですが、しかし考えてみれば、これらの被曝は心がけしだいで避けることや低減することができるのだから、「自然被曝」よりも「人工被曝」と考えるべきなのかもしれません。

自分の意思で避けようと思っても、地球上のどこへ逃げても、ぜったいに避けられない最低限の〝自然からの放射線〟被曝はたしかにあるわけですから、それだけを「自然被曝」と見なし、他の、人為的な努力で避けることができる被曝は「人工的被曝」と考えたほうが、被曝の危険性《リスク》を最小限にへらす生活を設計するうえで実効性が高いはずです。

ⓐ「制御された被曝」――「人工被曝」のなかでも、医療現場の管理された環境のもとで、放射線技師が用心ぶかい制御を加えながら実施するX線撮影（＝X線被曝）のようなものは「制御された被曝」です。患者が浴びる放射線の

量や照射時間は厳密に制御されており、被曝による健康リスクを最小限にとどめるために配慮されています。

ⓑ**「制御されない被曝」**――事故による被曝は、放射線の量や被曝時間が制御されていません。まったくの運まかせで、被爆者は放射性物質を体内にとりこんで、死ぬまで慢性被曝をこうむることもあるわけです。

★7　放射線の直接効果と間接効果

「**★1『放射』とは何か？**」で述べましたが、電離放射線が生体組織に傷害を及ぼす〝やり方〟は、今のところ、主に二種類の作用機序《メカニズム》が知られています。それらは「直接効果」および「間接効果」と呼ばれています。

電離放射線が細胞DNAを直撃して、DNAに損傷を及ぼすことが、「(放射線が細胞に及ぼす)直接効果」と呼ばれる作用です。

これに対して、電離放射線を浴びた細胞の原子や分子が「酸化」して「フリーラジカル」に変化し、その「フリーラジカル」が近隣の原子や分子をさらに「酸化」して「フリーラジカル」に変え、この反応が連鎖的に続いていくことで結果的に大量の分子が「酸化」してしまうので、細胞そのものが物理化学的に変性劣化してしまい、細胞がまっとうな生活機能を失ってしまうことが、「(放射線が細胞に及ぼす)間接効果」と呼ばれる作用です。

この「直接作用」も「間接作用」も、放射線が細胞の原子や分子にじかに破壊的な打撃をおよぼしていることには、変わりないのです。

しかし「直接」と「間接」という二つのことばが並んでいれば、なんとなく「直接」ということばのほうが重大性を持っているように思えてきます。

だけど、あらためて考えてみましょう。

細胞は生体を成している〝基本単位〟ですが、細胞のなかに収納されているDNAは、遺伝情報の〝原本〟を収めたマスターテープともいうべき存在です。

当世ではすでにテープレコーダーで音楽を聴くなんてことは廃《すた》れてしまい、パソコンのようにハードディスク・ドライブや、IC音楽再生機《プレイヤー》のように半導体メモリーにデジタル音声データを記録しておいて、それを電子計算的《デジタル》に再生する方式が普及していますが、細胞の生命活動とDNAの関係は、昔のSONYウォークマンのような〝カセットプレイヤー〟に喩えることができます。

ヒトもふくめて生物のＤＮＡというのは、テープ録音のように新たな情報を外部から書き込んで遺伝データを創作することはできません。太古の生物から生物進化を経て代々伝えられてきた遺伝情報を、親からもらうのが基本です。有性生殖で次世代を産みだしてきたヒトのような動物の場合は、父親と母親から遺伝情報をもらい、こうして得た二倍量の遺伝データを〝編集〟して一人前の子供が受け継ぐにふさわしい一倍量のデータにまとめてから、それを抱えた子供が産まれ出るわけです。しかしともかく、ＤＮＡが、膨大な数の遺伝情報が刻み込まれた長大なテープであることは確かです。そして個々の細胞のなかで、このＤＮＡテープから遺伝情報の読み出しが行なわれて、必要な生活反応が生み出されたり、必要な細胞の〝構築部品〟が生合成されているわけです。

この〝カセットプレイヤー〟を、細胞に見たてて考えてみましょう。もし録音テープが切断されていたり、ぐちゃぐちゃに縮れて痛んでいて、プレイヤー装置の再生ヘッドにかからない状態になっていたら、テープに記録されている音声信号を読み出すことはできません。放射線の「直接効果」が意味するのは、そうした欠陥です。しかし、もしテープ自体が無傷で完ぺきな状態であっても、カセットプレイヤーのテープ駆動用のモーターや、電源とか音声信号再生などの電気回路や、スピーカーなどが壊れていたら、やっぱりテープに収められた音声信号を再生することはできない。結果として、音楽が聞けない故障だということは同じです。これが、放射線が細胞に及ぼす「間接効果」の障害に相当します。

つまり、カセットプレイヤーで生じるこの二種類の故障を、細胞にあてはめて考えれば、放射線がＤＮＡを破壊しても深刻な健康障害が起きるし、ＤＮＡでなく細胞の構成分子などを（フリーラジカル生成による連鎖的な酸化反応で）広範大規模に破壊しても、やっぱり深刻な健康障害が起きるわけです。

なのに、これまで放射線防護学や放射線医学の世界では、「直接効果」をことさらに重大視する傾向があったように思えます。

そういう〝えこひいき〟、フリーラジカル連鎖反応による所謂《いわゆる》「間接作用」よりも、ＤＮＡ鎖の破壊という所謂「直接作用」を、差別的なほどに重要視してきたのはなぜか？――その原因は、放射線が生物におよぼす影響を調べてきた「放射線生物学」が、遺伝子の解明と切り離せないねんごろな関係を続けてきた歴史に由来しているのであろう、と思うのです。

放射線が生物に及ぼす影響についての探求は、一九二〇年代に米国の生物学者ジョウゼフ・マッラーが、ほんの小さな猩猩蝿《ショウジョウバエ》にＸ線を照射していろいろな突然変異を作り出し、突然変異の〝形質〟（姿かたち）を決定しているのは細胞内「染色体」のどういう部位かを突きとめる、という地道な動物実験から始まりました。

マッラーはニューヨークのコロンビア大学で、トマス・モーガンというお師匠さんについてこの研究を行なったのですが、モーガン博士は、それまで仮説的な存在にすぎず、実在さえ疑問視されていた「遺伝子」が、本当に存在しており細胞内の染色体のうえに乗っていることを突きとめた科学者でした。

弟子のマッラーは、ハエの世代交代をのんびりと観察しているだけでは飽きたらず。Ｘ線という危険な道具をあえて用いて突然変異を強引に作り出し、それでハエの遺伝のしくみを究明したのです。

このように、放射線生物学は、大学の実験室で手軽に利用できる放射線（つまりＸ線）を、ヒトと比べて世代交代がきわめて早く実験上の取り扱いが楽な動物（ショウジョウバエ）に照射して、その実験動物の子孫にどんな突然変異が出てくるかを観察するという方法で、発展してきました。だから、放射線を実験動物に外部照射して遺伝的な変化を観察する、というのが放射線生物学の基本的な関心だったわけです。

放射線を用いて遺伝子を破壊すれば、たいていの子孫は〝死産〟してしまうのでこの世には産まれ出ずに終わってしまうのですが、かろうじて産まれてきた子孫は、人の目でみてわかるような顕著な奇形をもっているものも少なくないわけです。目でみてわかる奇形は、遺伝子が壊れたことをはっきりと示す証拠ですから、放射線の影響を知る目安として、まことに都合がよい。そういうわけで、放射線が遺伝子におよぼす破壊的影響の研究を、科学者たちは好き好んで行なってきたわけです。そしてこれが、放射線生物学という〝学問〟をかたちづくる中心的なテーマになってきたわけです。

ＤＮＡが破壊されたら、健全な細胞を再生するのは不可能になります。生体組織の〝種子《たね》〟ともいうべき幹細胞のＤＮＡが破壊されたら、それまで存在してきた生体組織の細胞が古くなったり壊れたりして「自発的枯死《アポトーシス》」を起こして消滅しても、そのあとを補う〝特定の役割を担う細胞〟が登場してこないので、生体組織は櫛《くし》の歯が欠けるように崩壊していって、最終的には人体そのものの生命活動が維持できなくなり個体死に至ることも起こりうる。

これまで放射線生物学や放射線医学が注目してきたのは、もっぱらそういう〝わかりやすい〟破壊効果でした。

いっぽう、「間接効果」は、放射線で破壊される対象が、DNAのように一種類ではないし、細胞内分子の酸化による変性劣化の規模や種類はきわめて多様です。それに奇形が発生するような劇的な障害でもないので、研究上の難しさや地味さから研究者たちに敬遠されてきたのでしょう。

いや、研究者たちが「敬遠」した、という以上の、もっと深刻な理由があったのかもしれません。

放射線が細胞内DNAを直撃する「直接効果」よりも、放射線に浴びさえすれば起こりうる「間接効果」のほうが、発生確率がはるかに高いわけです。それに「間接効果」による細胞傷害は、見た目でわかりやすい放射線照射という「照射被曝」だけでなく、核分裂生成物や放射性同位体で環境汚染が起きれば、その汚染物による「付着被曝」や「体内被曝」によって圧倒的に多くの一般市民がこうむる恐れがあるわけです。核兵器や原子力発電の推進勢力にとって、放射線「間接効果」による被曝障害の問題は、なるべく触れたくない厄介な問題だったということです。

じつをいえば、米国が原爆開発を秘密裏に進めた「マンハッタン計画」は、はじめのうちは原子爆弾よりも、原爆を作るために建造された原子炉で生じるストロンチウム90のような〝死の灰〟（核分裂生成物）を敵国にばらまき、水と食糧を放射能で汚染して敵国民を大量虐殺する、という「放射能戦争」に期待をかけていたところがありました。「マンハッタン計画」はけっきょく原子爆弾を完成させて日本の広島をウラン爆弾、長崎をプルトニウム爆弾で空爆して、第二次世界大戦を終結にみちびいたわけですが、戦後も米国の軍部は「放射能戦争」の研究開発を続けていたのです。こうしたなかで、米国では、病院に入院しているがん患者に大量のプルトニウムを注射したり、知恵遅れの子供たちに「ビタミン入りの栄養食」と称して放射性物質をまぜた食事を与えるなど、生体実験を行なっていました。

つまりアメリカの軍部とそれに連なる放射線医学の御用学者たちは、「体内被曝」に関心をもち、モルモット代わりの一般市民に放射線による「間接効果」を及ぼす生体実験を行なっていたわけです。しかし「体内被曝」の問題、とりわけ放射線が細胞におよぼす「間接効果」の問題については、世間に知られぬよう隠し通されてきたのでした。

〝唯一の被爆国〟を自称してきた日本でも、事情は同じでした。原爆被爆者への支援や補償については、原爆の直撃をうけて爆風や熱線や中性子線による直接的な被害者だけを救済対象とし、「体内被曝」の被害者は切り捨ててきたのです。ですから「体内被曝」でとりわけ問題になってくる「間接効果」についても、まともに研究されてこなかったといえるほどです。

こういう社会的な事情もあって、放射線が細胞ＤＮＡを破壊するだけでなく、細胞構成分子を猛烈に酸化して細胞そのものを変質劣化させるという致命的な危険性については、研究もおくれたし、一般社会に対する啓蒙や知識の提供も非常に遅れてしまったのです。

放射線が細胞ＤＮＡをじかに破壊する「直接効果」は、遺伝情報を破壊するわけですから、子孫への遺伝に悪影響を与えたり、被曝者本人に、がんを発生させる可能性があります。しかし遺伝障害にしても発がんにしても、表沙汰になるのは被曝してからずっとあとのことです。

いっぽう、放射線が細胞を化学的に変性劣化させる「間接効果」は、放射線の大きなエネルギーによって生体組織を（あたかも急速に老化させるように）機能不全に追い込むわけですから、その結果はじつにさまざまな病気となって現れます。

放射線が細胞におよぼす「間接効果」は、けっして軽んじてはならないものです。そして「間接効果」の原因となるフリーラジカルの細胞傷害作用は、ビタミンＣその他の抗酸化物質を体内に取り入れることで、効果的に抑止できるのです。これは放射能汚染下で生きのびるための、重要な方策になります。

では放射線が「間接効果」によって細胞や生体組織に傷害を及ぼす際に、この細胞内の破壊活動の担い手となっている「フリーラジカル」とはいったいなにか？　それを簡単に説明しておきましょう。

★8　間接効果を生み出す「フリーラジカル」とはなにか？

一九六〇～七〇年代の学生運動などを知っている人は、「ラジカル」ときけば「過激な思想や社会運動」を連想するかもしれません。当時、社会問題を根本まで突きつめて考える態度は「ラジカリズム」と呼ばれていました。既成の政治党派《セクト》に所属しないで社会運動や政治闘争に参加する人たち（とりわけ学生たち）は、「ノンセクト・ラジカル」と呼ばれていました。「ラジカリズム」は日本では「急進主義」という訳語があてられてきました。何度か引用した昔の辞書（昭和十年の『辞苑』）には、こんなふうに記されています。

rad・i・cal [rædɪk(ə)l]
（形容詞）
1 根本的な、基礎の；本来［生来］の；徹底的な．
2a 急進的な、過激な（extreme）、根本的変革を求める、過激派の、[R-]【英史】《自由党内の》急進派の、【米史】《南北戦争後の》共和党過激派の《南部諸州の連邦復帰にきびしい条件を課した》.
　b《俗》すばらしい、サイコーの、かっこいい．
3【数】根の、不尽根の；【言】語根の；【植】根の、根生の（cf. → CAULINE）；【化】基の；【楽】根音の．
　· a radical expression 無理式．
　· a radical word 語根語．
4【医】病根を除去する、根治の、根治的な（cf. → CONSERVATIVE）．
　· a radical operation 根治手術《患部の全切除［摘出］など》.
　· a radical treatment 根治療法．

（名詞）
1 急進党員、急進論者、過激派．
2 基部；基礎；【言】語根；《漢字の偏（へん）·旁（つくり）·冠の類の》部首；【化】→ FREE RADICAL;【化】基；【楽】根音；【数】根基、根号；【数】無理式．
　～· ly adv 本来は；徹底的に；根本的に；急進的に．
　～· ness n
　rad · i · cal · i · ty（名詞）
［語源　L < RADIX］

ラディカル〔Radical〕（英、形）根本的。急進的。
ラディカリズム〔Radicalism〕（名）急進主義。
ラディカリスト〔Radicalist〕（名）急進派。過激論者。急進主義者。

……穏やかじゃない表現が並んでいますね。ならば「急進主義」とはどういう意味か？　ついでにこの『辞苑』で見ておきましょう。

きゅう‐しん〔きふ……〕〔急進〕（名）
①いそぎすすむこと。はやりすすむこと。
②急に理想を實現《じつげん》せんとすること。
――‐しゅぎ〔急進主義〕（名）【社】（Radicalism）社會の習慣・現代を顧慮せずに、理想の實現にのみ力を用ひて突進する主義。
――‐とう〔……たう〕〔急進黨〕（名）【社】急進主義の黨《とう》派《は》。

そもそも「ラディカル（radical）」という英単語は、「根っこ」を意味する古代ローマ帝国の言葉（ラテン語）である「ラディクス（radix）」に由来しています。ここから、文字どおり「根本的」な追及とか変革をもとめる態度を「ラディカリズム」

と呼ぶようになったわけです。根菜の「大根」を英語で「ラディッシュ（radish）」といいますが、これもラテン語「ラディクス」に由来しています。

念のために、わたしの手もとにある英和辞典（研究社『リーダーズ英和辞典』）で「ラディカル」の項目を引いてみました【前頁のコラム参照】。

ここまで書いて……、どうしようもなく余談ながら、やっぱり一言のべておきたいことがありまして……。

日本語の現代仮名づかいでは、「ジ」と「ヂ」は〝同じ音〟だ、ということになっていて、かつては「ラヂオ」と綴っていた言葉も今じゃ「ラジオ」と記す決まりになっています。しかし現代仮名でも「あ（ア）」から始まって「ん（ン）」で終わる表音文字体系があり、「し（シ）」に濁点がついた「じ（ジ）」と、「ち（チ）」に濁点がついた「ぢ（ヂ）」という二つの仮名つづりがあります。ならば「ジ」と「ヂ」は同じ音かというと、本当はちがうのです。

今ではつづりと発音の対応関係がだらしなく簡略化されてしまいましたが、元々は――といっても万葉の昔にまで遡りますが――「ち」は［ティ／ti］のように発音していました。つまり「た行」の「たちつてと」は［トゥア・ティ・トゥ・トェ・トゥオ］のように発音していたわけです。この本来の発音を尊重するなら、「ラヂオ」は［ラディオ］のような発音になるでしょう。つまり「ラヂオ」という仮名つづりは、この外来語の本来の発音に近く、それゆえ「ラジオ」という仮名つづりよりも正確なものになるわけです。

戦後に政府が「新仮名づかい」を公布して、日本語のもっとも基本的な文字と発音の対応をむりやり簡略化してしまいましたが、それ以前の「旧仮名づかい」では「ぢ」以外にも、「い（イ）」と「ゐ（ヰ）［ウィ／wi］」や、「え（エ）」と「ゑ（ヱ）［ウェ／we］」や、「お（オ）」と「を（ヲ）［ウォ／wo］」を、明確に区別して使っていたのです。

つまり現代の「新仮名づかい」よりも、昔の「旧仮名づかい」のほうが、表現できる音の種類があきらかに多かったわけで、旧仮名づかいを使えば、外国語の学習はもっと能率があがりますし、例えば「放射性同位元素（ラディオアイソトープ）」の「ラディオ」の由来が「ラシオ（ratio）」でなく「ラヂオ（radio）」であることがハッキリと判別できるなど、ことばの正確な理解がずっと捗《はかど》るでしょう。

……ですから本当は、本書でも「ラヂウム」とか「ラヂオ」とか「ラヂカル」などと、旧仮名づかいを用いたいところですが、しかし〝悪しき慣習〟に従って「ラジカル」と仮名書きすることにします。

さて「フリーラジカル」の話です。

冒頭の話に戻りますと、「フリーラジカル」って聞けば「自由な急進主義者」などを連想してしまいますね。化学であつかう「フリーラジカル」は、これとは由来も意味も違う学術用語なのですが、「自由」で「過激に行動する」点は似ています。それは化学用語の「フリーラジカル」が、「遊離基《ゆうりき》」、すなわち「化合物に結合せずに遊離状態《フリー》」で存在している「基《き》」を意味しているからです。

化学用語の「基《ラジカル》」とは、本来は、「自らは化学変化をせずに、一個の原子のようにふるまいながら化学反応をもたらす原子団（＝原子の集合体）」のことです。しかしこの用語は、一九世紀末から二〇世紀初頭の時期の化学の急速な発展と発見のなかで、大きく意味を変えてきました。

いま述べたように、もともと「基《ラジカル》」という化学用語は、化学変化をする（比較的大きな）分子のなかの〝自らは変化しないで原子のようにふるまう〟部分構造を、もっぱら意味していたのです。だから化合物の「根幹」を指し示す趣旨で、「根幹」を意味するラテン語「ラディクス」に由来する「ラディカル」と名付けられたわけです。

しかし二〇世紀に入るや、自らは（本来なら軌道上に二個あるべき）電子を一個しか持っていないせいで、他の分子と出会うと、相手の分子をまとめあげている強力な化学結合（＝共有結合）を切断してむりやり「酸化」させてしまうような、獰猛《どうもう》な反応性をもつ分子が発見され、そうした激しい反応性をもつ部分《ラディカル》を備えた分子は「遊離基（フリーラジカル）」と名付けられました。

やがて化学用語「ラディカル」が当初意味していた「自らは化学変化をせずに、一個の原子のようにふるまいながら化学反応をもたらす部分構造の原子団（＝原子の集合体）」は「置換基」と呼ばれるようになり、原子団という意味合いを重視して英語では（「ラジカル」よりもむしろ）「グループ」と呼ばれるようになりました。

一方、そのあとで発見された「（電子軌道上に二個あるべき電子を）一個しか持っておらず、それゆえ猛烈な反応で相手分子を酸化する〝遊離基〟」を、たんに（フリーをわざわざ添えずに）「ラジカル」と呼ぶようになったのです。

化学の歴史のなかで用語の意味が変わってしまったという、ややこしい話でしたが、要するに現代では「フリーラジカル」といえば、本来なら二個の電子（＝電子対《つい》）が収まっているべき電子軌道に単独の電子（＝不対《ふつい》電子）しか持っておらず、〝孤独の寂しさ〟ゆえに、出会った原子や分子や（軌道に電子を「つがい」の状態で保持しているので安定している）イオンを襲って、電子をむりやり奪いとり、そうして奪った電子で自らは満足して安定状態にもどる〝反応性がきわめて高い〟原子や分子やイオンのことです。

X線や、核爆弾や原子力発電についてまわるα線・β線・γ線・中性子線などの、電離放射線が人体を構成する化学物質の分子とくらべてケタ違いの莫大なエネルギーを持っていることは、すでに「★2『エネルギー』とはなにか？」で言及しました。

人体を構成する分子の結合エネルギーに比べて、電離放射線がもつエネルギーは数十万〜一〇〇万倍も大きいのでした。

ところで、人体はどんな成分で出来ているのか、あらためて考えてみましょう。

人体を構成している成分は、全体を一〇〇％とすると、水分が六〇％、タンパク質が一八％、脂肪も一八％、鉱物質《ミネラル》が三・五％、炭水化物が〇・五％といったところです。

つまり人体の、大部分とは言わないまでも半分以上は水なのですから、その水の分子が連鎖反応的に破壊されて化学的な変質をこうむれば、細胞や生体組織にそうした水を湛《たた》えている人体には重大な健康危機が及ぶことになる。

人体が電離放射線を浴びた場合、その放射線でどれほどの影響を受けるかは、放射線の種類によって違います。

原子力の利用が一般市民にもたらす被曝の元凶として、注目すべき放射線（＝電離放射線）は、α線・β線・γ線と中性子線の四種類でしょう。ここであらためて、それぞれの放射線の特性を確認しておきましょう。

α《アルファ》線——α線は、核子である陽子二個と中性子二個から成る「α粒子」が高速で飛んで「直線の束《ビーム》」のような状態になっているものです。ウランやプルトニウムやアメリシウムなどの重い放射性元素から放出されます。

陽子はプラスの電気を帯びていますが、「α粒子」は二個の陽子を有しているので、「＋2の荷電」を有しており、プラスの電気を持っているα線が飛んでいく通り道（＝飛程）に原子があれば、その原子がもつ（マイナスの電気を帯びた）電子をむりやり吸い寄せ、結果的には通り道の原子から電子を引きはがしていきます（荷電粒子が物質に入射してから物質中で完全に停止するまでの平均距離、つまり荷電粒子の物質中での〝通り道〟を「飛程」といいます）。

α線はこうして、飛んでいる最中に付近で出会ったり衝突した相手の原子から電子を吹き飛ばすという〝仕事〟を行なうので、そのたびに自らのエネルギーを失っていき、遠くまで飛ぶことはできません。つまりα線の飛距離は、空気中で四五ミリメートルほど、体内では三〇〜四〇ミクロン（〇・〇三〜〇・〇四ミリメートル）ほどです。つまり体内の生体組織内では、アルファ線は細胞を三個か四個、通り抜けて止まってしまうわけです。

ところが核分裂のときに原子核から放出されたα線はおよそ五〇〇万電子ボルトという、細胞内の原子や分子の結合エネルギーと比べると一〇〇万倍にも達する巨大なエネルギーを持っている。……この莫大なエネルギーを、きわめて短距離の通り道にあった物質にすべて与えてしまうので、α線からエネルギーを与えられた物質はかならず破壊的な影響をこうむります。

放射線を扱った教科書とか、原発マフィアの広報機関が世間にばらまいている夥《おびただ》しい種類の宣伝文書には、「アルファ線は紙一枚で遮蔽《しゃへい》できます」と書いてあります。たしかにそうですが、しかし「紙一枚」というのは、あくまでも人体内部ではなく実験室という〝外部環境〟での話です。

α線の〝線源〟（＝放射性物質）が体内に取り込まれた場合は、〝線源〟のすぐそばの生体組織が「紙」のかわりにα線の莫大なエネルギーをすべて受け止めて破壊をこうむるわけです。

今回の福島原発災害が起きて以降、とくに目立つことですが、「アルファ線は紙一枚で遮蔽できます」という気安めを、もっと悪質にゆがめて宣伝する連中もいます。そういう連中はこんなデマをばらまいています──「プルトニウムなどが出しているアルファ線というのは紙一枚すら通過できないほどエネルギーが弱いんだから被曝しても大丈夫だ」……。これはトンデモない大嘘です！　じっさいは、α線はわずか紙一枚ほどの薄さの物質のなかに、生体を構成する物質の分子結合のエネルギーよりも一〇〇万倍ちかい莫大なエネルギーをすべて投入しているのです。だからα線による体内被曝は、とほうもなく危険なのです。

以上のような理由で、α線による人体の被曝を考える場合、人体から離れた場所にある〝線源〟からα線が飛んできて皮膚に浴びるという「照射被曝」は事実上、無視してもいいでしょう。しかし衣服や髪の毛や皮膚に〝α線源〟が付着して、それが傷口から体内に入れば、「体内被曝」を起こして重大な健康障害をもたらす怖れがあります。〝α線源〟が口や鼻から取り入れられて、胃腸などの消化管に運ばれた場合も、腸壁など消化管の表層の生体組織を破壊する恐れがあります。けれども消化器に持ち込まれた〝線源〟の放射性物質がごく微量であれば、食物性繊維などに吸着させてそのまま大便となって体外に排泄されることも期待できます。いちばん心配なのは、〝α線源〟の放射性物質を空気と一緒に吸い込んで、気管をとおって肺の奥に送り込んでしまった場合です。肺の深部にとじこめられた放射性物質を体外に排泄するのは困難なので、そのまま肺組織内にとどまりα線を出しつづけます。そのせいで肺の中では強力なα線による慢性被曝がとめどなく続いていき、肺組織を破壊したり肺癌を起こしたりする可能性がありますし、肺胞は毛細血管が密集し、さかんにガス状分子（酸素と二酸化炭素）の交換を行なう場所ですから、ここから〝α線源〟の放射性物質が血管内に入って肝臓やリンパ組織や骨などにも被爆を及ぼす危険性があるのです。

β《ベータ》線――β線の正体は、高速で〝直線の束《ビーム》〟となって飛んでいる電子にほかなりません。

ならばこれはテレビのブラウン管――最近はパソコンのモニター画像装置として「CRT」と呼ばれていますがこれは文字どおり「陰極線管《カソードレイ・チューブ》（cathode-ray tube）」の略語です――のなかを流れる「陰極線」のように、真空管に電流を流したときに発生する電子の流れである「電子極線」と同じものなのか、といえば、それは違います。

β線とは、不安定な原子核が壊れて陽子が中性子に転換したり、中性子が陽子に転換する際に、こうした核子の転換にともなって原子核から電子が――これは原子核の周辺を回っている電子ではありません――高速で吐き出されたものです。

β線を吐き出している代表的な放射性元素はトリチウム（水素の放射性同位体）や炭素14や燐《りん》32やストロンチウム90です。

β線が抱えているエネルギーは、β線源となる核種によってさまざまですが、最大で三〇〇万電子ボルトにも及ぶきわめて大きなものです。

β線の実体は電子ですから、質量は、陽子や中性子のおよそ二〇〇〇分の一しかなく、ヘリウム原子核（＝陽子二個と中性子二個）からなるα線に比べれば七三六〇分の一ときわめて軽いわけです。それゆえ、もしα線と同じエネルギーを抱えていれば、α線よりもはるかに高速で飛ぶことになるわけで、そうした事情からα線に比べるとβ線の飛距離は長く、空気中で一メートルほど、生体組織内では一センチメートルほど飛んで、その飛程に存在している物質にβ線のエネルギーをすべて与えてしまうわけです。

さらにまたβ線の実体は電子ですから、これを物質に浴びせると、物質を突きぬけていく途中でその物質中の電気を帯びた粒子の影響をうけ、〝制動《ブレーキ》をかけられて〟、高速で直線運動をしていたβ線電子が急カーブを強いられて、減速させられてしまうのです。すごい勢いで直線飛行していた物体が、いきなり急カーブを強いられて減速させられたら、ただでは済みません。β線という状態で電子が抱えていた巨大な運動エネルギーが、制動をかけられたせいで、別のかたちのエネルギーに化けて、おもてに出てきます。つまりX線という、やはり大きなエネルギーを持った電磁波が、β線が制動されたときに発生するのです。

　β線が物質を通り抜ける際に、その物質を構成する原子などの影響で「制動《ブレーキ》」をかけられて、その結果、β線がもっていた運動エネルギーが電磁波のエネルギーに化けて生起する放射現象のことを「制動放射」といい、制動放射で出てきたX線のことを「制動X線」と呼んでいます。物質内の原子が密集する空間に飛んで入ったβ線電子に、もっとも大きな影響を及ぼすのは、大きくてそれだけ強いプラスの電気をおびた原子核ということになります。たとえば鉛の原子核です。だからβ線を鉛の壁などで遮蔽したつもりになっていると、じつはβ線が鉛板に飛び込んだとたんに重い鉛の原子核に引き寄せられて「制動」されて、その結果、β線の電子が「制動放射線」であるX線を発生させ、知らぬ間に実験者がX線に被曝していた……などという危険性もあるわけです。

　そういうわけで、人体などがβ線を浴びれば、β線そのものの破壊的影響だけでなく、「制動放射」によって体内で二次的に発生するX線による破壊的影響もこうむるわけです。

　さらにまた、β線は電子ですからマイナスの電気を帯びているわけで、β線が物質中を高速で通過すると、その通り道にある原子や分子では、やはりマイナスの電気を帯びた電子が斥力《せきりょく》で撥《は》ね飛ばされます。こうして（放射線の影響で）撥ね飛ばされた電子のなかには、自らが大きな運動エネルギーを抱えてきわめて勢いよく飛び出すものもあります。このように、物質中を通過していた（一次的な）放射線の影響で〝二次的に〟飛び出した、大きなエネルギーをもつ電子は、それ自体も放射線になりうるわけで、こうして二次的に生起した電子による放射線を「δ（デルタ）線」と言います。β線から生じたδ線は、行く先々で電離などを引き起こして、新たな電子がそこでも飛び出すので、一個のβ線電子がネズミ算式につぎつぎとδ線を生みだしていくわけです。

　つまりβ線を浴びた物質のなかでは、二次的にδ線がたくさん生じるわけで、生体物質のなかでこういう反応が繰り返されれば、細胞を構成しているさまざまな分子が変質したり、微妙な電子のやりとりで行なわれている生体内の無数の化学反応が妨害されてしまうのです。

　β線はさきほど述べたように、α線よりも遠くに飛びますから、〝β線源〟が体外のはなれた場所にある場合には「照射被曝」をこうむって皮膚が〝やけど〟を負う恐れがあります。ちなみに放射線による〝やけど〟は医学専門用語で「放射線熱傷（radiation burn）」と呼ばれているのですが、いうまでもなく、この〝やけど〟の原因は「熱」でなくて「放射線」のエネルギーです。

　β線はこのように、「照射被曝」をもたらす放射線として警戒せねばなりませんが、このほかにも、α線と同様に、まずβ線源である放射性物質による「付着被曝」で皮膚に損傷をこうむったり傷口から体内に取り込んで「体内被曝」におよぶ危険性がありますし、もちろん呼吸器に吸い込んだり、飲食物などに混ざったものを消化器に取り込めば、深刻な「体内被曝」をこうむります。

γ《ガンマ》線——γ線の正体は、重さをもたない電磁波です。

　電磁波は「波」ですから、波長（＝波の山の頂点からつぎの山の頂点までの長さ）と周波数（＝一秒間に波が繰り返される回数）は反比例します。つまり波長が長い波ほど周波数が低く、波長が短い波ほど周波数が高いわけです。

　電磁波がもつエネルギーは、周波数に比例します。つまり高い周波数の（ということは波長の長い）波ほど、エネルギーが大きいわけです。

　γ線の話からちょっとズレますが、電磁波でも波長が長い（周波数が低い）ものは電波として通信や放送に使われています。電波を通信用の〝搬送波〟に用いた場合、波長が短いほうが、その波の山や谷にまぎれて数多くの信号を送り出せるので、通信でたくさんの情報量を伝えることができます。しかし波長が短く周波数が大きな電磁波は、それだけ直進性が強くなって光線のような性質に近づいていくので、相手のアンテナにむけてまっすぐ飛んでいく距離内でしか使えません。直進性の強い高周波の電波（マイクロ波など）をもちいて、地平線のむこう、地球の裏側の相手と通信を行なうには、いくつもの電波中継基地を、あいだに設ける必要があります。これに対して、波長が比較的長い電波（中波や短波）は、地球の上空の電離層で容易に反射されて地球の裏側まで飛んでいきます。直進性の強い高周波の電磁波は、空気中では地平線のかなたにまで届きませんし、水中では電磁波エネルギーが急速に減衰してしまうので、海のなかにも届きません。そこで潜水艦との通信用に、きわめて波長の長い電波を用いた通信システムが開発されましたが、波長が長いと搬送できる情報の量が限られてしまうという限界があります。

　通信用の電波よりも波長が短い（周波数が高い）マイクロ波は、電子レンジの加熱用の（非イオン化）放射線として使われています。レーダー、すなわち「電波探索機」（戦時中は「電探」などと呼ばれていた）が開発されたのは第二次世界大戦中で、いうまでもなく敵の航空戦隊の飛来を知るために生み出された軍事技術だったのですが、レーダーの電波発振装置のそばで作業をしていた技術者が、からだに〝熱い感覚〟を感じたのがきっかけで、レーダーのマイクロ波を人体などに当てると物質中の水分子をむりやり揺り動かして熱を発生させることがわかり、これを応用して「電子レンジ《マイクロウェイブ・オーブン》」が発明されたのです。

　マイクロ波よりも波長が短い電磁波は、光の領域に近づいていきます。もっと波長が短くなると人の目には見えない遠赤外線（＝熱線）や赤外線になり、さらに波長が短いと赤色の可視光線、さらに〝虹の七色〟に代表される、赤・橙・黄・緑・青・藍と、青色にむかって色合いが連続的に変わっていく可視光線、さらに波長が短いと、人の目には見えない紫外線、さらにもっと波長が短くなるとX線の領域になっていきます。

　ここでようやくγ線の話にもどります。

　X線よりも波長が短い電磁波がγ線です。しかしX線とγ線は、波長がかさなる領域もあります。波長がほぼ同じなのに、電磁波に「X線」と「γ線」という二通りの呼び方があるわけです。これは厳密にいえば、電磁波の〝でどころ〟が微妙にちがっていて、それでちがう名前がついています。簡単にいうと、γ線はマンガン54やコバルト60やセシウム１３７やウランなどの不安定な原子核が壊れる際に、原子核から放出されます。いっぽう、X線は原子核のまわりを回る電子から生み出されます。

　原子核から放出されるγ線のなかには、数百万電子ボルトもの巨大なエネルギーを持つものもあります。しかもγ線は重さがないし、電気を帯びているわけでもないので、物質のなかで原子や分子に影響されてエネルギーを失うことが比較的少なく、それゆえ人体などは簡単に突きぬけてしまいます。γ線の遮蔽には、鉛や鉄やコンクリートなど比重の重い物質が使われますが、たとえば「比重11・３」（一立方センチあたりの重量が一一・三グラムで、つまり水の一一・三倍も重たい）の鉛の板を遮蔽板にもちいた場合、厚さ一〇センチの鉛板を通過したγ線は、エネルギーが一〇〇分の一から一〇〇〇分の一ほどに減衰します。けれども逆に考えると、厚さ一〇センチという途方もなく頑丈で重たい〝鉛の壁〟を立てても、γ線は一〇〇〇分の一ていどにしか弱まらない、ということです。すさまじい貫通力です。ですから、γ線は、α線やβ線のような電気を帯びた放射線よりも、遮《さえぎ》って防護するのが難しいわけです。

これとまったく同じ理由で――つまりα線やβ線のように電気を帯びていないから――γ線の電離作用は、α線やβ線ほど強くはありません。物質への貫通力はかくだんに大きいけれども、電離作用は小さいわけです。

とはいえ、極めて波長が短い（つまり周波数が高い）電磁波は、それ自体で、大きなエネルギーを持っているわけで、γ線には強力な電離作用がありますし、紫外線やX線のように細胞に照射すれば損傷を引き起こします。

つまりγ線は、生体を損傷する大きな破壊力を持っているうえに、生物が浴びれば体のオモテから入ってウラに突きぬけるほどの透過力もあるわけです。

だからγ線は、まずもって「照射被曝」の重大な元凶になります。γ線を浴びたら身体の深部にある器官や臓器まで被曝をこうむるわけです。さらに〝γ線源〟の放射性物質が体表に付着すれば「付着被曝」をもたらしますし、そうした放射性物質を呼吸や飲食で体内に取り込めば「体内被曝」をもたらします。生体組織内での貫通力がきわめて大きく、しかも大きなエネルギーで強力に電離を行なうので、細胞の構成分子や生体内の化学反応に破壊的影響をもたらします。とくに、細胞内の〝細胞核〟という覆《おお》いによって保護されているDNAにまで届いて、DNAを電離作用で破壊します。

なお、先ほど述べたように、X線とγ線は、発生のしかたが違っていますが、どちらも電磁波という点では同じですから、電磁波としてのエネルギーが同じであれば、生物に与える影響も同じです。X線の遮蔽にも、γ線と同様に、原子番号が大きい鉛や鉄などの物質が使われています。

中性子線――中性子線は、ウランやプルトニウムなどが核分裂をしたときに放出され、高速で〝直線の束《ビーム》〟となって飛んでいる中性子です。

中性子は、陽子とおなじ質量を有する核子ですが、電気を帯びていないので（＝電気的に中性）、α線やβ線のように物質のなかで原子や原子核などと電気的な〝悶着《もんちゃく》〟をおこして自分のエネルギーを失うということはありません。だからα線やβ線よりも、物質に対する透過力は強いわけです。なぜかというと、中性子は、飛んでいる道筋の近傍にある原子や原子核に電気的な力で働きかけることがないので、行く手を阻む原子核と正面衝突するまでは、直進を続けます。ところが原子核の断面積はきわめて小さなものなので、それにぶち当たることなんてめったに起きないわけです。

　だから平均的にみれば中性子線の飛距離は空気中で二二〇メートルにもなり、軽水（＝ふつうの水）のなかでは一・七ミリメートル、重水（＝ふつうの水を構成する酸素や水素よりも質量数が大きい二重水素《デューテリウム》や三重水素《トリチウム》や酸素の重い同位体から成る水分子）ではその九倍の一・五四センチメートル、さらにウランのなかでの飛距離はわずか〇・三ミリメートルしか飛べません。つまり中性子線を遮蔽するのは、鉛がもっとも効果的で、軽水もそれに次いで効果的だというわけです。

　ところで原子爆弾には〝起爆剤〟として中性子線の線源が装着されています。広島攻撃に使われた原爆はウラン２３５を、長崎攻撃で使われた原爆は（原子炉内でウラン２３８の原子核に中性子を吸収させて創り出した）プルトニウム２３９を、それぞれ〝爆薬〟に用いていました。いま〝爆薬〟と表現しましたが、ご存じのように原爆の核爆発に用いる〝爆薬〟は、花火やダイナマイトの爆薬とはまったく異質のものです。原爆の核爆発は「原子核の核分裂」反応ですが、花火やダイナマイトは「分子の酸化」反応です。爆弾として使えるような大規模な核分裂を起こすには、〝爆薬〟として用意した放射性のウランやプルトニウムの塊にふくまれている無数のウラン原子なりプルトニウム原子の、個々の原子核を、瞬間的に核分裂させる必要があります。そのためには核分裂を効率のよい連鎖反応でつぎつぎと起こす必要があり、そうした連鎖反応の担い手として、中性子が使われてきたわけです。原子力発電でも、やはり中性子が核分裂の〝促進剤〟として使われています。

　中性子が原子核に吸収されると、原子の質量数が増えて、それまで安定していた原子が放射性同位体に変わります。安定同位体が中性子線を浴びることで放射性同位体に変わる現象を「放射化」といいます。

　原爆で中性子線を浴びて、体内の燐が「放射化」してしまった被爆者がいたことは、すでに言及しました。原子炉を長時間運転していると、炉内に充満する中性子のせいで炉材が「放射化」して、原子炉そのものが巨大な放射性物質になってしまいます。また、原発は、原子炉の周辺に〝水冷の放熱装置《ラヂエーター》〟をめぐらせて、冷却水を循環させて炉内の熱を外部環境に運んで（海に）棄てていますが、この冷却水にはマンガン54やコバルト60などのγ線を出す放射性同位体が含まれています。これはウラン燃料の核分裂で生じたものではなく、水冷放熱装置のステンレス製配管などに中性子が当たって生じた「放射化」の産物にほかなりません。「放射化」で生じた放射性同位体が、やがてサビとなって配管からはがれ、冷却水に溶け出して、海に棄てられるわけです。

いまわたしは「中性子が原子核に吸収される」と言いました。

そう、中性子は〝電気的に中性〟なので原子核に吸収されやすいのです。

そして、よそから飛んできた中性子が原子核にとりこまれた場合、先ほどのべた「放射化」――原子核内の中性子の数だけ増えて原子の種類は変わらぬまま原子核の重さ（質量数）だけが増えて放射性同位体になるという変化――のほかにも、原子核が化けることがあります。

それは、中性子を吸収した原子核が「β崩壊」――中性子が電子（β粒子）と反電子ニュートリノを放出して陽子に化ける現象――を起こして陽子の数が増え、もとの元素よりも「原子番号」（＝陽子の数）が大きな、別の種類の元素に生まれ変わるという化け方です。

このように原子核が中性子を捕獲して、いちだんと重い元素が誕生する現象は、「中性子捕獲」と呼ばれています。

たとえば天然ウランには三種類の同位体（ウラン234、ウラン235、ウラン238）が存在していますが、その大部分は核分裂が起こりにくいウラン238で、これだけで天然ウランの九九％以上を占めています。核分裂が起きやすく、原爆の〝爆薬〟や原子炉の〝燃料〟にもってこいのウラン235は天然のウラン鉱石のなかに〇・七二％しか存在していません。だから原爆や核燃料用のウラン精錬の過程で〝使えないウラン〟であるウラン238が精錬クズとして大量に出ます。原爆や核燃料としてじかに役立たないから「劣化ウラン」などと不名誉な呼び名を与えられてクズ呼ばわりされてきたわけです。

ところがこのウラン238を、核燃料ウラン（＝ウラン235）といっしょに原子炉にいれて、ウラン235の核分裂反応に立ち会わせると、その核分裂で生じた中性子線（高速中性子）を浴びたウラン238は「中性子捕獲」によって原子核の陽子が一個多い（つまり原子番号がひとつだけ大きな）プルトニウム239に生まれ変わるのです。

プルトニウム239はそのまま原子炉の核燃料として使えますし、原爆の〝爆薬〟にも使えます。

このように原子炉に「劣化ウラン」をいっしょに入れておき、核燃料（おもにプルトニウム）を〝燃やす（＝核分裂させる）〟

ことで発生する高速中性子を「劣化ウラン」に浴びせてプルトニウムに転換して核燃料を増殖させる、という仕掛けの原子炉が「高速増殖炉」と呼ばれるものです。

　高速増殖炉がおもにプルトニウムを核燃料に用いて冷却剤として（水に触れると爆発する）金属ナトリウムを使うことは、高速増殖炉「もんじゅ」の事故をつうじてご存じの方も多いでしょう。危険だしむやみに金がかかる仕掛けなので、高速増殖炉開発のご本家であったフランスでさえ事故続きの「スーパーフェニックス」を一九九八年（設計開始から三〇年後、結局のべ八年間しか続かなかった運転の開始から一二年後）に廃炉にしてこの種の原発の開発から撤退したほどです。

　そうした事情で、もっと簡単に、ふつうの軽水型原子炉にプルトニウムを劣化ウランを捏《こ》ね合わせた混合核燃料（ＭＯＸ）の燃料棒を装着して〝燃やす〟という「劣化ウラン」の利用法が考案されました。これが日本でしか通用しない和製英語「プルサーマル」に他なりません。つまり「プルサーマル」とは、プルトニウムを主燃料として従来の「熱中性子《サーマルニュートロン》炉」で用いる、という意味の「プルトニウムの熱中性子による活用（plutonium thermal use）」の英語表現を、日本語ふうの略称で言い表したことばなのです。バブル経済時代の日本でＯＬのお嬢さんたち――これも「オフィス・レディ（office lady）」という奇妙な英語表現を日本ふうに端折《はしょ》った和製英語でしたね――のあいだで流行した〝からだの線がばっちり浮き出てみえるキツキツのスーツ〟を、「肉体美を意識した《ボディ・コンシャス》」という英語表現から「ボディコン」と端折って呼んでいたヘンテコ和製英語と同じたぐいです。「プルサーマル」運転、つまりプルトニウムを主燃料として劣化ウランといっしょに普通の原発で〝燃やす〟運転は、原子炉を傷めますし危険きわまりないわけですが、日本では全国の電力会社がこれに手を出しています。

　日本で運転されている商業用原発は、「軽水炉」と呼ばれる原子炉のなかで〝制御された核分裂〟を持続的に起こして、その熱でお湯を沸かして、蒸気で発電機の羽根車《タービン》をまわして電気を起こしています。

「軽水炉」というのは、原子炉内の中性子の「減速剤」として軽水（ふつうの水）を用いている原子炉です。

　核分裂によって発生する中性子線は「高速中性子」と呼ばれる種類のもので、この中性子はおよそ一ＭｅＶ《メガ》（一〇〇万電子ボルト）のエネルギーを抱えています。一〇〇万電子ボルトのエネルギーを有する中性子というのは、秒速一万四〇〇〇キロメートルという凄まじい高速で飛んでいる中性子を意味しているわけです。これほどの高速で飛んでいる中性子が原子核にぶつかったら、勢いが強すぎて、さすがの核燃料物質（核分裂しやすいウラン235やプルトニウム239）でも原子核が中性子を吸収することができません。核燃料の核分裂を効率よく進めるためには、もっとおそい中性子を与えてやる必要があります。だから核分裂で発生した中性子線を、軽水のなかを通してやるわけです。

つまり原子炉のなかでは、ウラン235とかプルトニウム239をつめこんだ燃料棒は、水を張ったプールのなかに沈められた状態で、核分裂をしているわけです。

核分裂で生じた高速中性子は、ふつうの水（軽水）で減速されて最終的には平均〇・〇二五電子ボルトというごく低いエネルギーしか持っていない「熱中性子」に成り果てるわけですが、これがうまい具合に核燃料物質の原子核に吸収されて、核燃料の核分裂を促すのです。

ここまでは原子炉のなかの話です。ふつうの水（軽水）が中性子線をくい止めるのに極めて効果的だと述べました。さて、この事実は、人体にとってどういう意味をもつでしょうか？

すでに述べたように、人体の六割は水でできています。一九四五年に原子爆弾（＝核分裂爆弾）の直撃をうけた広島や長崎の住民たちや、一九九九年の東海村ＪＣＯ社ウラン加工工場でおきた「バケツ臨界事故」の犠牲者たちが経験したように、核分裂で生じた高速中性子を、自分のからだで受け止めた場合、人体を直撃した中性子線は、高い確率で、人体を構成している水の、その水分子の構成要素である水素原子の、水素の原子核に正面衝突します。軽水の水素原子は、一個の陽子のまわりを一個の電子が周回しているだけの最も単純なつくりです。つまり軽水の水素原子は、一個の陽子が原子核を担っています。

つまり人体が中性子線を浴びると、中性子線が人体を構成する水素原子の原子核（＝陽子）にぶつかって、陽子が撥《は》ね飛ばされるわけです。この弾《はじ》き飛ばされた陽子は、周囲の原子を電離しながら徐々にエネルギーを失っていくので、中性子がとおった飛程の近隣では、たくさんの電離が起きてフリーラジカルが発生し、細胞を傷つけて様々な放射線障害を誘発するのです。人体の最大の構成物質である水が、中性子線を最も効果的に吸収する「吸収剤」だという事実は、別な言い方をすれば「中性子線がきわめて効率よく人体を破壊する」ということです。そういうわけで、同じエネルギーのＸ線やγ線と、中性子線に浴びた場合、中性子線が生体に及ぼす影響のほうがはるかに大きいわけです。

中性子線の被曝が、重大な健康問題になるのは、核爆弾の爆発の直撃を受けた場合（たとえ防空壕や地下室などに逃げ込んで爆風や熱線の直撃をまぬがれても放射線遮蔽が不十分だと中性子線の直撃を受けるおそれがあります）や、ウランやプルトニウムなどの〝重たい〟（質量数が大きい）元素の核分裂と直面した場合でしょう。一九九九年九月に茨城県東海村のＪＣＯ社の核燃料工場で起きた事故のように、ウランなどを扱う作業所の従業員やその近隣の住民は、中性子線被曝をこうむる潜在的な危険性を抱えているわけです。

福島原発災害では、福島第一原発の建屋周辺で中性子線が検出されていますし、原発からかなり離れた場所でプルトニウムが検出されています。三月に起きた爆発で、炉内の核分裂生成物（ヨウ素１３１やセシウム１３７はあきらかにウラン核分裂で生成された放射性元素です）だけでなく、核燃料の一部も野外に吹き飛ばされたのです。

――以上、原子力利用につきものの四種類の放射線、α線・β線・γ線および中性子線について、概略をお伝えしました。

これらの放射線が人体に当たると、人体を構成する物質のなかでフリーラジカルが発生します。

フリーラジカルとは何か？　ここであらためて、簡単に説明します。

原子は通常、原子核のまわりの〝電子軌道〟に、二個で一対をなす電子を抱えていて、軌道上の電子は二個が対をなすことで安定しているわけです。

けれども、ほかの原子や分子が接近してきたり、放射線などによって大きなエネルギーをうけると、これら軌道上の電子が撥《は》ね飛ばされます。

軌道に収まっていた電子が二個いっしょに、元の軌道から押し出された場合には、その原子（や原子どうしの結合態である分子）は、イオンになりますが、イオンそのものは電気を帯びているけれども比較的安定しており、むやみに〝暴発〟して化学反応を起こすほどではありません。

ところが、熱や放射線などの大きなエネルギーを浴びると、軌道上の二個の電子のうちの一個だけが撥ね飛ばされて、二個で一対という電子の安定状態が壊されてしまう場合があります。

もうこうなると、相方《あいかた》を失って孤独になった電子（これを「不対電子」といいます）は、安定を取り戻そうとして、よその原子や分子やイオンなどから、電子を一個、強引に掠《かす》め取ろうとするのです。

つまり「電子を奪う」という化学反応の反応性が、きわめて高くなるわけです。このように〝二個一対で存在していた電子〟を一個失って、それをどこかから略奪しようとして非常に攻撃的になっている原子や分子やイオンを、「フリーラジカル」といいます。

フリーラジカルは、非常にはげしい酸化反応を起こします。たとえば物体が炎と激しい熱を出しながら〝燃焼する〟のは、じつはフリーラジカルによる酸化反応に他なりません。水素ガスと酸素ガスが反応すると激しい爆発を伴った〝燃焼〟が起きますが、この燃焼をくわしく見ていくと、フリーラジカルが連鎖反応によって爆発的に増えていく酸化反応なのです。

生体組織に傷害を与えるフリーラジカルの代表格は、「水酸ラジカル《ヒドロキシル》」や「超酸化物・陰イオン《スーパーオキシドアニオン》ラジカル」や「超酸化水素《ヒドロペルオキシルラジカル》」などの「活性酸素」です。

「活性酸素」というのは、普通の酸素分子（O_2）よりも活性化された状態にあるため化学的な反応性がきわめて強く、強烈な酸化力をもっている、酸素分子とその関連物質のことを指しています。

外傷の殺菌に用いる過酸化水素水「オキシドール」の主成分である「過酸化水素（HOOH）」や、体内で異物を〝貪《むさぼ》り喰らう〟ことで免疫系の重要な役割を担っている「貪食細胞《マクロファージ》」が病原体を殺すための〝化学兵器〟として用いている「一酸化窒素（NO）」も、「活性酸素」の一種ではありますが、これらは「活性酸素」でありながら「フリーラジカル」ではありません。

「水酸《ヒドロキシル》ラジカル」（・OH）は、活性酸素のなかで最も反応性が高く、最も酸化力が強いので、タンパク質や脂質や糖質など、生体を構成しているあらゆる物質と反応して、それらを酸化させてしまいます。

「水酸ラジカル」は、すぐに相手と化学反応をおこしてしまうので、通常は長時間そのままで存在していることはなく、発生後すみやかに近隣の原子や分子を酸化して、ただちに消滅してしまうのですが、人体においては次のような抗酸化物質《アンチ・オキシダント》を摂取することで、「水酸ラジカル」を消滅させることができます——①ベータカロチン、②ビタミンE、③尿酸、④リノール酸（ベニバナ油やコーン油に多く含まれる必須不飽和脂肪酸）、⑤フラボノイド（植物ポリフェノールの代表格で、ワイン・茶・リンゴ・ブルーベリーなどに多く含まれるカテキンや、ブドウ果実の皮やムラサキイモやブルーベリーの赤紫色の植物色素であるアントシアニンや、赤ワイン・茶・柿・バナナなどの渋味成分のタンニンや、ソバに含まれるビタミンPの一種のルチンや、大豆やその加工食品である豆腐や納豆のほか葛《クズ》や葛湯に含まれる女性ホルモン類似物質であるイソフラボンなど）、⑥硫黄を含んだアミノ酸化合物であるシステイン（芽キャベツ、オート麦、小麦胚芽、ブロッコリー、赤唐辛子、ニンニク、タマネギに含まれる）やグルタチオン（ブロッコリー、ほうれん草、アスパラガス、アボガド、赤貝、鱈《タラ》、牛レバー、ビール酵母などに含まれる）。

　これらの抗酸化物質は、フリーラジカルに電子をあたえて、過激な酸化反応の原因になっていたラジカルの「不対電子」を、二個そろった〝つがいの電子〟に戻して、電気的な安定な状態にして、いわば〝不対電子ゆえの寂しさゆえの憤激〟を鎮《しず》めるわけです。

「超酸化物《スーパーオキシド》・陰イオン《アニオン》ラジカル」（$\cdot O_2^-$）は、酸素原子が二個結合した状態（酸素分子、いわゆる酸素ガス）の「O_2」に電子が一個余分にくっついて発生したフリーラジカルです。これも近隣に存在するほとんどの物質を酸化してしまう、激しい反応性と強烈な酸化力をもつ不安定な物質です。

　生体内で発生した「超酸化物・陰イオンラジカル」は、細胞核内に厳重に収納されたまま二重らせん状のきわめて安定した分子構造によって大切な「遺伝情報」を分子の配列そのもののなかに維持している生体高分子であるＤＮＡを、むりやり酸化させて化学的に破壊してしまいます。

　ＤＮＡが保持している「遺伝情報」は、人間などの個体が生殖によって次世代の子に伝えていく〝生物種（としてのヒト）の維持のための遺伝情報〟だけでなく、それ以前に、個体（＝人体）の古い細胞が役割をおえて死滅しても新たな細胞が複製されて生体組織や臓器や個体そのものが「個体死（＝人体ぜんぶの死）」を迎えるまで生きながらえていくという〝個体の維持のための遺伝情報〟であり、さらにそれ以前に、個々の細胞が健全な状態を維持して生き続けるという〝各々の細胞個体の維持のための遺伝情報〟なのですから、ＤＮＡがフリーラジカルで化学的に破壊されれば、まずもって細胞そのものが〝病気〟になります。つまり細胞が変質劣化して、生理学的な〝所定の働き《ファンクション》〟を遂行できなくなるわけです（ちなみに、日本では〝所定の働き〟のことを「機能」という漢語で呼び習わしてきましたが、世間では「機能」がどういう意味なのか、ほとんど考えもせずに、この漢語を乱用しています。「機能」に対応する英単語は「ファンクション（function）」ですが、これは「（ある仕事が）成し遂げられた」という意味のラテン語「フンクトゥス（functus）」が語源です。つまりこの言葉は本来、遂行すべき〝所定の任務や仕事〟を前提として、それがちゃんと遂行できたかどうかを問題にしている言葉なのです。ですから「機能」という漢語は、じつは「所定の働き」のことを言っているのです）。

　けれども体内で生じた「超酸化物《スーパーオキシド》・陰イオン《アニオン》ラジカル」は、「超酸化物不均化酵素《スーパーオキシドディスムターゼ》」（Superoxide Dismutase. 略称ＳＯＤ）

――やビタミンCなどの抗酸化物質を摂取することで、消滅させることができます。

「超酸化水素《ヒドロペルオキシルラジカル》」（・OOH）は、酸素分子（O_2）に水素イオン（H^+）がくっついて発生するフリーラジカルです。

この「超酸化水素《ヒドロペルオキシルラジカル》」は、水溶液中では「超酸化物・陰イオン《スーパーオキシドアニオン》ラジカル」と平衡状態をたもって共存しており、細胞の細胞質基質（＝細胞質から細胞内小器官を除いたドロドロの液状部分のことで水に酵素タンパク質やアミノ酸・脂肪酸・糖・核酸塩基・各種タンパク質などが溶けて分散浮遊する複雑なコロイドを成している）のなかに存在している「超酸化物・陰イオン《スーパーオキシドアニオン》ラジカル」の〇・三パーセントほどは、水素イオンがくっついた「超酸化水素《ヒドロペルオキシルラジカル》」のかたちで存在しています。

細胞は、英語で「セル（cell）」といいますが、「セル」という言葉は「物置」を意味するラテン語の「ケッラ（cella）」に由来しており、その名残はいまでもワイン貯蔵庫を「ケラー」と呼ぶ習慣に見出すことができます。英単語の「セル」には「細胞」のほかにも「小部屋」という意味があり、刑務所の独房や、ハチの巣の一つひとつの単室も「セル」と呼ばれています。携帯電話のことを「セルラーフォン（cellular phone）」と言いますが、「セルラー（cellular）」――正しい発音は「セリュラー」なのですけど――というのは名詞「セル（cell）」の形容詞で、本来は「細胞の」という意味です。けれども携帯電話の場合は、「通信サービスの対象地域を、細胞のように〝小さな区画（cell）〟に分割して、それぞれの小区画《セル》に小型の中継局を設置し、個々の電話利用者から常時発信されている電波信号でその利用者がどこの〝小区画〟にいるかを常に掌握して、その利用者の送受信を的確に実現する無線電話システム」を意味しているわけです。

細胞が「小部屋《セル》」と呼ばれるようになったそもそものきっかけは、英国の自然哲学者ロバート・フックが一六六五年に刊行した『顕微鏡図譜《ミクログラフィア》』で、ワインの栓でおなじみのコルクの採取源である〝コルク樫《がし》〟の樹皮の、コルク層の切れっ端を顕微鏡で見てみたら、死んだ組織の細胞がおびただしい数の中空構造として観察されたので、それを「小部屋《セル》（Cell）」と名付けたのが始まりだった……とのこと。

さて、科学の歴史のなかで、細胞が「小部屋」として認識されてきた事実をちょっとしつこいくらいに紹介したわけですが、それというのも、細胞が、単純化していえば「細胞膜で築かれた小部屋のなかに、細胞質というタンパク質や脂質や核酸塩基が溶けて浮遊しているドロドロの〝生命の海〟が隙間なく充満しており、そこにタンパク質でできた様々な細胞小器官が浮かび、小部屋の深奥には細胞核という〝金庫〟のような保存庫があり、そのなかに〝生命の設計図〟であるＤＮＡが保管されている」という構造を成しているからです。

この大切な〝小部屋〟の壁、すなわち細胞壁の主成分である脂質を、「脂質過酸化反応」という猛烈なフリーラジカルの連鎖反応で、急速かつ広範に酸化させて、化学的に破壊してしまう重要な担い手が「超酸化水素《ヒドロペルオキシルラジカル》」のような活性酸素なのです。

「超酸化水素《ヒドロペルオキシルラジカル》」や、「水酸《ヒドロキシル》ラジカル」は、生物のからだの重要成分である脂質の、その基本構成物質である不飽和脂肪酸を酸化変質させる、きっかけをつくります。つまりこうした活性酸素（のフリーラジカル）が不飽和脂肪酸を酸化させて「脂肪酸ラジカル」に変えてしまいます。そうなると、こんどは「脂肪酸ラジカル」が酸素分子と反応して「過酸化脂肪酸ラジカル」を生み出します。これもさらに、ちかくの脂肪酸と反応して「脂肪酸ラジカル」や「過酸化脂質」を新たに作り出します。

「過酸化脂質」というのは中性脂肪やコレステロールなどの脂質が活性酸素によって酸化されて生じた物質を総称する呼び名ですが、中性脂肪の酸化で生じた「過酸化脂質」は、それ自体が細胞内で「超酸化物・陰イオンラジカル《スーパーオキシドアニオン》」を発生させます。こうして生じた「超酸化物・陰イオンラジカル」は細胞核内に収納されているＤＮＡを化学的に破壊して遺伝子に損傷を及ぼすので、発がんや老化やさまざまな疾患の原因になっていると考えられています。

たとえば脳梗塞や虚血性心疾患（心筋梗塞や狭心症）の主因である「粥状隆起《アテローム》性動脈硬化症」も、血管の内膜と中膜のあいだに蓄積したＬＤＬコレステロール（＝ＬＤＬとは「低比重リポ蛋白質」の略号で、ＬＤＬコレステロールは通俗医学書などで「悪玉コレステロール」と呼ばれている）が酸化されて「過酸化脂質」になり、免疫系の「貪食細胞《マクロファージ》」がこれを〝体内異物〟と認識して、寄ってたかって貪食《どんしょく》したあげく、その残骸が「粥状隆起《アテローム》」となって、動脈を硬化させることが判明しています。

脂質の過酸化反応は、さきほど述べたように、連鎖的に拡大していって脂質を広範に酸化して化学的な変質をもたらします。これは細胞の、さらに生体組織や臓器の、そしてけっきょく人体の、健康にとって重大な脅威です。しかし「脂質過酸化反応」は抗酸化剤のビタミンＥを投与することで止めることができます。

ビタミンＥは、この過酸化反応の担い手である脂質ラジカルに自分の電子をあたえて、それにより脂質ラジカルの不対電子を〝つがいの電子〟状態に回復させて、フリーラジカルの激しい反応性を沈静化させてしまうのです。もっとも、ビタミンE自身が、この〝火消し〟の過程で自分の電子をうしなって「ビタミンEラジカル」というフリーラジカルになってしまいます。けれども「ビタミンEラジカル」は反応性が低く、それ自体で脂質を酸化してフリーラジカルに変えることは少ないと考えられています。そして「ビタミンEラジカル」は、ビタミンCから電子を奪って、もとの安定したビタミンEに戻るのです。ビタミンCがいっしょにいることで、ビタミンEは〝救われる〟わけです。

なお、ビタミンCは、「ビタミンE」に電子を奪われると自分が「ビタミンCラジカル」に変身してしまうのですが、このフリーラジカルは体内で生合成されるNADH（ニコチン酸アミド・アデニン・ジヌクレオチド）というナイアシン由来の補酵素によって、あらためて水素が与えられ、もとの安定したビタミンCに戻ります。NADHの生合成にはナイアシン（ビタミンB_3）が使われるので、ビタミンB群も健康には欠かせないわけです。

体内の「超酸化水素《ヒドロペルオキシルラジカル》」を消去するには、ビタミンCなどの抗酸化剤が効果的です。

……ここまで、体内の水分にかかわるフリーラジカルの主なものを、いくつか紹介しましたが、ほかにもフリーラジカルにはさまざまな種類があります。

体内でフリーラジカルが生じる要因は、放射能のほかにもたくさんあります。紫外線などのエネルギーが大きな電磁波、農薬などの化合物、ウイルスや細菌などの微生物の感染など、量子化学と分子生物学の発展に伴い、フリーラジカル生成の多様な要因が〝発見〟されてきました。

軍事的な観点からいえば、NBC兵器（核兵器《ニュークリア》・生物兵器《バイロジカル》・化学兵器《ケミカル》）はいずれも人体の内部にフリーラジカルを大量発生させて、病気や死に至らしめる手段に他なりません。

こうした外的な要因だけでなく、人間が呼吸をし、食べ物を消化し、体内で化学的に分解して栄養素を取り込み、あるいは老廃物や化学的に無毒化したり排泄することも、栄養素から化学エネルギーを取り出して生命活動に利用することも、体内異物を免疫系によって攻撃し破壊し排除することも、すべての生命活動はフリーラジカルの発生を伴っています。ですから人体にはフリーラジカルを消去する効果的な防護メカニズムが、生まれつき備わっています。

しかしそれにしても、放射線被曝で体内に発生するフリーラジカルは、こうした生体防護メカニズムを圧倒する重大な細胞殺傷の要因なのです。生物進化の悠久の歴史のなかで、現在地球に生息しているあらゆる生物は、平常時に生活できる程度の生体防護メカニズムをひととおり備えてはいるわけですが、その処理能力を上まわるフリーラジカルに襲われれば、病気になって死んでしまいます。

まして最近一〇〇年ばかりの間に世界じゅうで大規模に利用されるようになったイオン化放射線については、その被曝で体内に生じるフリーラジカルに適応できているとは言えません。この分野の研究も充分でないですし……。

ですから我々は、放射線がもたらすフリーラジカルの悪影響を警戒し、前向きな態度で万全の対策を講じていく必要があります。これは医者や政府に頼らずとも、各自がそれぞれ自分なりの努力と創意工夫で実行できることです。

この対策を講じていけば、放射能汚染から逃げられない環境に暮らしていても、「無為無策のまま座して死を待つ」ことはないでしょう。

まだ、まにあうのです！

★9　フリーラジカルの活性を阻止すれば、放射線「間接効果」による致命的な細胞傷害を阻止できる

放射線は二種類のやり方で、被曝者の体内の細胞に致命的な傷害をもたらします。

ひとつは、放射線が、細胞内のＤＮＡにじかにぶつかって――つまりＤＮＡ高分子が放射線をじかに浴びて――〝二重らせん状の鎖〟の構造をしているＤＮＡ分子が切断されるなどの、物理化学的な破壊をこうむるという「直接効果」です。

もうひとつは、放射線を浴びることで体内に大量のフリーラジカルが発生し、それが周辺の原子や分子などを酸化して、連鎖反応的に新たなフリーラジカルが生まれて、細胞を化学的に変質させるという「間接効果」です。

細胞は、脂質の壁でできた〝小部屋〟のなかに、タンパク質や核酸塩基や脂質などが溶けて浮かんだ〝ドロドロの生命の海〟がびっしりと満ち、その〝生命の海〟のなかに、ＤＮＡが収まった細胞核や、さまざまな細胞小器官が、海中に沈んだ大陸や島のように並んでいるようなものですから、たとえ細胞内に入射した放射線が一発必中でＤＮＡに命中しなくても、その飛程で生じたフリーラジカルが、飛程のちかくにある細胞構成物質を確実に変質させてしまうわけです。

そういうわけで、放射線の「直接効果」によるＤＮＡ損傷が健康への重大な脅威であることは言うまでもないわけですが、しかしそれと同じくらいに、「間接効果」の脅威も重大なわけです。

細胞のＤＮＡそのものが重大な損傷をこうむった場合、健全な細胞ならば遺伝情報としてプログラムされている〝究極の問題解決策〟――すなわち〝自発的枯死《アポトーシス》〟――を発動させて自爆します。大量の放射線に被曝した場合、人体の広範にわたってＤＮＡ損傷が起きるので、多くの細胞が〝自発的枯死〟で自爆しますが、人体が健康を保っていれば、免疫系が〝死んだ細胞の残骸〟を掃除して、その〝焼け跡〟に新たな細胞が育ち、生体組織のすきまを埋めて原状回復をなしとげます。

ところが大量の放射線を全身に浴びた場合などは、幹細胞まで大規模に滅ぼされてしまうので、〝焼け跡〟に生体組織が再生してこないのです。そうなると、生体組織や臓器は〝所定の働き〟を遂行できなくなるので、人体まるごとの個体が生きのびていくことさえ困難になります。そして最終的に死に至るわけです。

大量の細胞のＤＮＡが、放射線被曝で破壊されたら、そのままでは死んでしまうこともある。

もしそんな状況に直面したら、どうするか？

とりあえず医者でない一般市民にはお手上げなので、医者にまかせるしかないわけです。

ところが医者だって、ずたずたに切断されたＤＮＡを修復するのは不可能です。

一九九九年の東海村ＪＣＯ社「バケツ臨界事故」のときは、目の前でウラン核分裂を起こして致命的な大量放射線被曝をこうむった作業員たちを、まず放射線医学総合研究所の付属病院に入院させようとしましたが、放医研はそれを拒絶しました。治療できる見込みがないから……。

で、被曝作業員たちは東大病院に収容され、日本の医学の粋を尽くした治療が試みられたわけでした。めったに入手できない〝人間モルモット〟として……。

被曝した作業員は、放射線で骨髄を完全に破壊されてしまいました。骨髄は血球細胞が作り出される場所なので、そこを壊されたら回復不能の貧血になりますし、免疫細胞もあらたに作り出されず、免疫不全になります。「ヒト免疫不全ウイルス（ＨＩＶ）」感染症の最終段階は「後天性免疫不全症候群（略称ＡＩＤＳ《エイズ》）」と呼ばれていますが、被曝作業員たちは放射線傷害で文字どおりの「後天性の免疫不全」になったわけです。

免疫不全になった患者は、ふつうの人なら耐えられる微生物にも容易に感染をゆるし、さまざまな感染症にやられて肺炎などで死んでしまいます。ですから東海村ＪＣＯ社の被曝作業員たちは、まず微生物が感染しないよう抗生物質漬けにされました。生死に直結するのはなんといっても重篤な感染症ですから、免疫系を復活させねばなりません。しかし被曝作業員はもう免疫系が治る可能性はない。……で、しかたなく骨髄移植を試みました。

骨髄移植がうまくいけば、他人からもってきた骨髄が、あらたな宿主（＝移植をうけた患者）の体内に生着して、この宿主にあらたな免疫系が再構築されるでしょう。ＪＣＯ被曝作業員への骨髄移植も、最初は成功したかに見えました。……しかし、せっかく移植した骨髄組織も、被曝者の体内で続いていた「間接効果」のせいで破壊されてしまい、移植は失敗。けっきょく作業員は、日本の医学の粋を尽くした治療の甲斐なく、からだの組織がどんどんと死滅していって「個体死」を迎えたわけです。

ＤＮＡは細胞・組織・臓器・人体まるごとの個体の〝設計図〟ですから、放射線被曝で大量の細胞のＤＮＡが破壊されたら、患者の回復は不可能です。急性の放射線傷害で死んでしまいます。

理論的には、患者が被曝するまえに体組織の一部を切りとって保存しておき、被曝で回復不能になった組織や臓器を、保存していた組織から抽出した幹細胞から再生させて、それを患者に移植するという方法も考えられるでしょうが、患者を〝生物学的サイボーグ〟として復活させるそういう戦略は、いまのところ空想科学物語でしかありません。

つまり放射線の「直接効果」による健康障害は、いったんこうむったら治療がきわめて難しい。不可能な場合もあるわけです。

けれども、放射線被曝で体内に生じるフリーラジカルによる健康障害、つまり「間接効果」による健康被害は、すでに被曝が起きてしまっても、抗酸化剤でフリーラジカルの消去に努めれば、被害の拡大をくい止めることが可能です。

しかもこれは、医者に頼らずとも、一般市民が各自で実行できます。

……さて、ここまで読まれた皆さんは、すでにお気づきかも知れませんが、放射線障害について論じたたいていの書物には必ず記されている事柄が、本書には書かれていません。

それは、放射線の量をしめす単位「ベクレル（Bq）」と、放射線の強さをしめす単位「グレイ（Gy）」および「シーベルト（Sv）」についての説明です。

福島第一原発からは、いまも日々絶えることなく放射性物質が野外に出ています。

ですから東北関東圏はむろんのこと、日本全土に、量はともかく放射性物質の拡散が続いているわけです。たいていの自治体は放射性ヨウ素と放射性セシウムの、特定の放射線の量しか測定していませんし、基準値（＝測定で問題にする〝しきい値〟）を引き上げれば、それ以下の測定値は切り捨てられて無視されるわけです。もっと深刻なのは食品や栽培用資材（堆肥など）に混入してしまった〝死の灰〟です。残念ながら、放射能汚染されたそうした食品や栽培用資材は、政府の無策と商人たちの無関心や悪徳のせいで、全国の市場に出回ってしまいました。放射能テロじゃあるまいし、そんなことをされたら、もう放射能汚染から逃げ切れるものではありません。

被曝の危険性を予測したり評価するうえで、いちばん重要な数値は、「シーベルト」で表される放射線量ですが、これは歴史的に「外部被曝」――より正確にいえば「照射被曝」――を前提にして整備されてきた測定単位であり、「体内被曝」の評価には役立ちません。

しかも「照射被曝」と「体内被曝」では、評価や予測の考え方を根本的に変えねばなりません。

たとえば放射線の「間接効果」を理解するための有力な仮説として「ペトカウ効果」が近年、注目されるようになりました。放射線被曝で従来、もっぱら重要視されていたのは、「照射被曝」によるＤＮＡへの「直接効果」でした。これは、大量の放射線を浴びたほうが細胞内のＤＮＡを直撃する確率が高まるわけですから、〝大きな数字のシーベルト〟の放射線のほうが、言うまでもなく「危険」だということになります。ところがフリーラジカルによる「間接効果」に注目した場合、あまりに大量の放射線を浴びるとフリーラジカル同士が相互作用を起こして相殺しあい、フリーラジカルの細胞殺傷作用はむしろ低減する可能性も出てきます。そうなると、一時的に大量の放射線の外部照射をこうむるよりも、低線量の放射線を「体内被曝」で慢性的に浴びつづけるほうが、細胞がうける損傷は深刻だということになるでしょう。

すでに、程度の差はあれ日本全国が「体内被曝」の危険地域になってしまいました。そして「照射被曝」を前提に考案されてきた従来の放射線評価尺度は、もはや通用しません。そういうわけで、本書では既存の放射線の測量単位についての説明は省略しました。

「体内被曝」による放射線の「間接効果」を減らすにはどうしたらいいか？　われわれ一般市民にも対応可能な、この問題を、本書は重点的に考えたいと思います。

第３章　放射能汚染下で生きのびるための食養生

前章（第２章）では、すっかり放射能で汚染されてしまったこの国で生き続けるために、とりあえず〝常識〟として知っておくべきだと思える、いくつかの事柄を紹介しました。

この第３章では、放射能公害の日本でサバイバルするための知恵を、食養生を中心に考えていきましょう。

「食養生」を中心に据えたのは、前章で論じたように、放射線被曝が健康障害をもたらす大きな要因として、放射線が体内で生み出すフリーラジカルが主役を担う「間接効果」に注目するからです。これは放射線そのものが細胞DNAを直撃する「直接効果」よりも、健康障害の発生に大きく寄与している公算が強いのです。

けれどもこれまで放射線医学や保健物理学の学者たちは、「放射線がDNAをじかに撃ち抜けばDNAが壊れて健康を損なう」という、発想も単純だし観察も測定も比較的簡単な「直接効果」の方面で業績づくりに邁進してきたので、「間接効果」の研究は遅れてきましたし、それゆえ軽視されてきたのです。

（ちなみに第二次世界大戦中に米国が行なった超極秘の核兵器開発プロジェクト「マンハッタン計画」のなかで、もっぱら核兵器開発者たちを放射線傷害から守る目的で生み出されたのが「保健物理学」という学問分野でした。「保健」に「物理学」が付くと、健康に関係がある物理学の全般を研究する学問のように見えますが、それは大まちがい。まずは核兵器の開発、そして戦後になると核兵器とともに原発の開発も支えた〝御用学問〟の最たるものが、この「保健物理学」に他なりません）

それに「照射被曝」よりも、不特定多数の一般市民が〝死の灰〟を呼吸や飲食で体内に取り込んで被曝をするという慢性的な「体内被曝」のほうが、放射線による「間接効果」の有害性が際立ってくるわけで、原子力の「平和利用」であれ「軍事利用」であれ、「間接効果」についての知見が世間に出回るのは、原子力利用そのものを脅《おびや》かしかねない〝不都合な真実〟だということになる。……そういう政治的な動機もあって、放射線の「間接効果」を警戒したり対策を講じるという発想は、これまで世間に普及することはなかったのでしょう。

放射線被曝で体内に生じたフリーラジカルを主役とする「間接効果」は、放射線傷害の大きな要因です。けれども、その予防や、被曝後の傷害発生の軽減策は、医者に頼らずとも、われわれ一般市民が自分で実行できます。

自分で対策が打てる、というのは決定的に大切なことです。そして「間接障害」防止の具合的な対策は、大部分が食養生だといえるのです。だからこの章では食養生を注目していきます。

（いまわたしは、放射線が生体にもたらす「間接効果」を「放射線傷害」と呼びました。「傷害」とか「障害」という漢語表現は、日本独自のものです。広島と長崎の原子爆弾による健康被害は「傷害」と呼ばれていましたが、その後、とりわけ被曝後ただちに現れない健康への傷害を、御用学者たちは「傷害」でなく「障害」と呼ぶようになったんです。

しかし、ことばの成り立ちから見ても「傷害」と「障害」は全然ちがうものです。

「傷害」とは「傷つけること、けがをさせること」を意味します。ならば「けが（怪我は当て字）」とは何か？「けが」とは「思いがけず傷つくこと、過失によって負傷すること、またはその負傷・きず」を指す言葉です。

いっぽう、「障害」とは「妨げをすること、またはその妨げとなるもの」を意味し、ここから「胃腸障害」とか「言語障害」のような「身体の機能（＝所定の働き）の故障」を指す言葉としても使われているわけです。

ついでに、もうひとつ言わせてください。

「心身障害」ということばのなかで用いられてきた「障害」という用語は、「心身の機能（＝所定の働き）が妨げられた状態」という意味であり、「障害」によって被害や不利益をうけて苦しんでいる社会ではなく、まずもって本人なのですから、「障害」や「障害者」ということば自体は、本来、「障害者」をことさらに差別するような「差別語」ではありません。心身の状態が、多数派の人々とは違うというだけで、それで社会的な不利益をこうむるのは、「障害者」自身が原因ではなく、むしろ人類の生物学的多様性をおおらかに受け入れることができないでいる了見の狭い社会の側に原因があるのです。「障害者」問題というのは、本質的には〝心身機能という観点からみた社会的少数派《マイノリティ》〟に対する差別的処遇の問題にほかならないのです。

たとえば（アフリカの草原地帯で肉食獣の襲撃におびえながら暮らしている草食動物たちのように）一〇〇メートルを一〇秒台で走ることが生死を分かつほど重要な社会があるとすれば、そうした社会で一〇〇メートル走るのに一五秒かかる人は「障害者」ということになるでしょう。……今の事例はちょっと荒唐無稽に思えたかもしれませんが、もっと現実的な事例を挙げるなら、たとえば日本に住んでいて、外国人でもないのに「国語」が話せない人がいれば、その人は「精神障害」か「知能障害」とか「言語障害」をもっていると見なされてしまうでしょう。少数派の人々に「障害者」の烙印を押さなければ運営していけない社会の側に、本質的な「障害」があるわけです。「障害者」ということばは、そのことばを用いる社会のほうにこそ、少数派を差別せねば立ちゆかないほどの〝余裕のなさ〟〝非寛容〟〝了見の狭さ〟があることを告白しているにすぎず、「障害者」が「世の妨げになっている」などという意味は本来みじんもないのだ……とわたしは考えています。

放射線が人体の細胞や生体組織や臓器におよぼす悪影響は、「光がまぶしすぎて目がよく見えない」とか「臭いが強烈すぎて嗅覚が正常に働かない」といった〝さまたげ〟とは全然ちがいます。直接効果であれ間接効果であれ、放射線が細胞に物理化学的な損傷をあたえたせいで、細胞や生体組織や臓器が〝行なうべき任務〟を遂行できなくなる、というのが放射線による悪影響の本質です。

そういうわけで、被曝から数カ月以内に起きる「急性傷害」も、被曝から数十年後に起きる「晩発性傷害」も、放射線が人体を傷つけて害を為《な》すのですから「傷害」と呼ぶべきなのです。放射線防護学者のなかには、高線量被曝による「確定的影響」を「放射線傷害」、低線量被曝による「確率的影響」を「放射線障害」と、それぞれ呼び分けているような人たちもいますが、そうした言葉あそびで印象操作を企てるのは愚の骨頂です。一般市民を騙すつもりで、専門家の連中が自分自身でその〝気安め表現〟に騙されているわけですから、愚かしいにもほどがあるでしょう）

1放射能汚染が広がってしまった日本で被曝による健康被害を防ぐための戦略

具体的な話をするまえに、まず、福島第一原発がたれ流しつづける放射性物質による健康被害を、どうすれば防ぐことができるか、その戦略を考えてみましょう。

そのまえに「非核三原則」の話をちょっと……。

………………………

●1-1「死の灰に寄らず 触れずに 取り込まず」——被曝予防の三原則——

われらが日本国政府は、事実上の〝宗主国〟である米国と、その宿命的な敵国であったソ連（ソヴィエト社会主義共和国連邦）が、激烈な核兵器の軍拡を競いながら世界規模の〝冷戦〟を展開していた一九六〇年代に、「非核三原則」という国政の基本方針を打ち出しました。

それは「**核兵器をもたず、つくらず、もちこませず**」という官製標語《スローガン》で言い表されていた国政方針でした。

このスローガンを打ち出し、国会の場などでさんざん宣伝した当時の総理大臣・佐藤栄作（自民党）は、首相退任の翌々年（一九七四年）に、韓国製カルト教団「統一教会」の熱心な協力者として知られ〝サンケイ文化人〟としても悪名高い元外交官の加瀬俊一による裏工作の甲斐あって、ノーベル平和賞を受けました。その受賞理由はまさに「非核三原則」を唱えたことだったわけです。

ところが佐藤栄作の死後、「非核三原則」は国際社会と自国の国民をだますためのインチキな戯《ざ》れ言《ごと》にすぎず、それどころか佐藤栄作本人が、米国政府と〝核兵器もちこみ〟の密約を結んで「非核三原則」を踏みにじっていたことがバレてしまいました。

つまり「非核三原則」というのは、国民と世界を騙すためのインチキな〝空《から》念仏〟だったわけです。

自民党の佐藤栄作政権が「非核三原則」を自ら踏みにじって米国と〝核兵器もちこみ〟の密約をしていたことを、スクープ報道で世に知らしめた毎日新聞記者の西山太吉さんは、当時の自民党政府と東京地検がおこなった共謀的な〝政治的暗殺〟策動により——すなわち「外務省の女性事務官と密かに情を通じ、秘密漏洩を唆《そその》かした」云々《うんぬん》という政府自らが行なった猥褻《わいせつ》きわまる世論煽動によって——不当に逮捕されて、「日米両国政府が密かに情を通じていた」という男女の仲よりもはるかに由々しき重大事件を追及すべきであったはずの言論活動は、封じられてしまったのです。こうして政府は、アメリカと交わした「非核三原則」殺しの密約を延命させることに成功してきました。

日本という国は、たしかに大昔からの文化的な伝統を保ってきた国家ですが、しかし歴史のなかで幾度か大きな断絶がありました。

江戸から明治維新に切り替わった時期は、その一例です。

そして近年では、第二次世界大戦に負けて明治以来の近代国家「大日本帝国」が滅亡し、戦勝国の占領下で「日本国」という新生国家として出直しをとげた、一九五〇年前後の時期の断絶経験です。

後者をもうちょっとくわしく言えば、一九四五年（昭和二十年）の九月二日（正式な「終戦記念日」）に東京湾内に停泊中だった米戦艦ミズーリの甲板上で行なわれた〝連合国に対する無条件降伏文書〟の調印式で、天皇の代理の使者が降伏文書に署名調印し、それ以後七年間にわたって日本は連合国に占領されたわけですが、占領下の一九四七年には新憲法が制定されて「大日本帝国」が消滅し、新生「日本国」に生まれ変わりました。さらに五年後の一九五二年（昭和二十七年）四月二十八日には、〝西側連合国と結んだ対日講和条約（＝サンフランシスコ講和条約）〟が発効して、ようやく日本は「独立国家」として再び歩み出したのでした。

しかし、この新生日本の重大な国是として、政府自らが宣伝してきた「非核三原則」は、けっきょくインチキだったわけです……。新生日本は、独立国家とはとうてい言い難い事実上のアメリカの属領であり、かつての占領国アメリカを相変わらず「宗主国」として崇《あが》め立てる、民度の低い未熟国家であったことが、「非核三原則」を自分自身で踏みにじってきた事実によって、はっきりと裏づけられたわけでした。

けれども「核兵器をもたず、つくらず、もちこませず」と謳《うた》った「非核三原則」は、もし本当に厳守されていれば、たしかに素晴らしい国政方針です。

ノーベル賞の選定委員会も、日本政府がこの原則を忠実に守っているはずだと信じて——実際には自民党政府にすっかり騙されていたわけですが——佐藤栄作・元首相にノーベル平和賞を贈呈したほどだったのですから……。

そういうわけで、わたしは、「非核三原則」の理念の素晴らしさに倣《なら》うかたちで、現今の放射能汚染を防ぐための基本原則を、ここで唱えておきたいと思います。

それは七五調の、つぎのようなスローガンです。

「死の灰に　寄らず　触れずに　取り込まず」

このスローガンは、前章で述べた放射線被曝の三つの被曝経路に対応しています。つまり、〝死の灰〟に「**寄らず**」に「照射被曝」を避け、「**触れず**」に「付着被曝」を避け、「**取り込まず**」に「体内被曝」を避ける、という三段階の予防策です。

なお、「死の灰」とは福島第一原発から自然環境中に放出された核分裂生成物や核燃料を指します。政府と東京電力は情報隠しを続けているので、この事故の実態がいまだに詳《つまび》らかではありません。しかし原発から離れた場所でプルトニウムなどが検出されたということは、原発の爆発事故で、核燃料を〝燃やして（＝実際には核分裂）〟発生した核分裂生成物だけでなく、核燃料の一部も環境中に放出されてしまったと推測するほかありません。そして、これまでに検出されたさまざまな核種は、福島第一原発の燃料棒が〝燃えた〟結果として生じた「死の灰」です。

我々は「死の灰」といえば、もっぱら広島や長崎の原子爆弾投下によって生じた「死の灰」を連想するよう習慣づけられてきましたが、原子炉だって「核燃料を燃やす」などという、まるで石炭や薪《まき》を燃焼させるみたいな〝酸化による燃焼反応〟の比喩表現《アナロジー》を用いてきたのですから、核分裂生成物を「死の灰」と呼ぶことに、いまさら文句をいわれる筋合いはありません。

日本で最初に原子炉に〝火が点《とも》った〟のは、一九六三年十月二十六日、東海村の日本原子力研究所に建設された「動力試験炉ＪＰＤＲ」で——ちなみにＪＰＤＲは「日本の力を見せつける原子炉（Japan Power Demonstration Reactor）」の略語なのですが公式にはもちろん慎ましやかな「動力試験炉」という呼び名が用いられました——この日を記念して毎年十月二十六日は「原子力の日」になっています。ＪＰＤＲは七六年三月に運転を終了し、八六年から九六年まで一〇年間かけて原子炉は解体撤去されました。

ＪＰＤＲがまだ運転中だった一九六六年七月二十五日に、やはり東海村で㈱日本原子力発電の東海発電所が、日本初の商用運転を開始しています。これは英国製の黒鉛減速炭酸ガス冷却型原子炉（ＧＣＲ）で、英国製の原子炉は日本では後にも先にもこれ一基だけなのですが、九八年に運転を終え、すでに解体工事が始まっており、二〇一四年には原子炉の解体が始まる予定です。

このように、日本ではこれまで五〇年ちかくの間、日常的に原発が運転されてきましたが、核燃料の燃えかすとか〝死の灰〟が野外環境にぶちまけられることはなかったので、我々は〝死の灰〟を「原爆や水爆に特有のやっかいな産物だろう」くらいにしか考えてこなかったのです。チェルノブイリ原発災害のときには、はるかウクライナの地から〝死の灰〟が日本にまで飛来して、雨に溶けて地上に降り落ちました。しかしそれでも「チェルノブイリなんて、地球の裏側の、どこかの外国の話だ」くらいに思って、原発から出る〝死の灰〟の脅威をまともに考えようとはしなかったのです……。

しかし〝原子力の時代〟に必要な警戒心や、事実を直視する勇気をもつことなく、世の中をナメて〝原子力中毒〟に甘んじてきたツケが、いま、〝死の灰〟の灰神楽《かぐら》に国じゅうが放射能汚染をこうむるというかたちで、訪れているわけです。

……………………………

●1－2放射能は薬剤でも熱でも「滅菌」できない！

放射能汚染から身を守るために、知っておかねばならない一番基本的な〝常識〟。それは、放射能が、毒のような化学物質や、細菌やウイルスなどの病原微生物とは、まったく別ものだということです。

化学物質なら、猛毒をもっていても、酸やアルカリで中和したり、化学反応によって他の化合物に変えてしまうことで、毒性を減らすことが可能な場合もあるでしょう。

病原微生物も、高温のお湯や蒸気で煮沸したり、紫外線を当てたり、抗生物質や抗ウイルス剤や塩素系漂白剤のような化学物質を使うことで、微生物そのものを殺して「滅菌」することも可能です。

つまり、酸やアルカリや、熱や紫外線や、「解毒効果」がある他の化学物質によって、毒物や病原微生物の分子構造を破壊することで、毒性を消すことができるわけです。

ところが放射能は〝分子で出来ているもの〟ではありません。分子を作っている原子、もっと正確にいえば原子核の構造から生じている、原子核の固有の性質なのですから。

放射性物質から放射能をなくすことは可能か？　放射線というのは、不安定な原子核が崩壊するから出てくるわけで、もう原子核が壊れようのないところまで崩壊しつくせば、放射線は出尽くしてしまうので、放射能はなくなります。ですから時間がたてば、放射性物質から放射能がなくなるわけです。……けれどもこれは途方もない時間がかかります。

「放射能の問題は時間が解決してくれる……」と言うしかないわけです。

人間がなにか手を加えることで、放射性物質が非放射性物質に変化することはないのでしょうか？

原子力業界の御用学者たちのなかには、原子炉内に（そのままでは核分裂しにくいので核燃料として使えない）劣化ウランも並べておいて、そこで核燃料を〝燃やし（＝核分裂させ）〟それで生じた高速中性子を劣化ウランに浴びせて〝中性子捕獲〟でプルトニウムに転換するという「高速増殖炉」と同じ手口を使おうと考えている連中もいます。つまり、放射線を何万年も出しつづける〝長寿命の放射性核種〟はそのままでは保管するにも不安がつきまとうので、そうした〝長寿命の放射性核種〟は核燃料といっしょに原子炉内に入れておき、核燃料の核分裂で生じる高速中性子を〝長寿命の放射性核種〟に浴びせて、寿命が短い別の種類の放射性核種に転換してやろう、と目論んでいるわけです。

これがうまくいけば、何万年も放射線を出しつづける〝長寿命の死の灰〟を、数百年で放射線を出し尽くしてしまう〝比較的短寿命の死の灰〟に転換することが可能だろう、というのがそうした学者たちの目論見なのですが、滑稽なことに彼らはこれを「非放射化」と呼んでいるのです。

だけどこれは、何万年も先まで厳重に保管しないと危険極まりない高レベル放射性廃棄物の保管期限を、数百年間で済まそうとする姑息な方策でしかない……。つまり彼らがいう「非放射化」というのは真っ赤な大ウソです。

これ以外にも、日本では主流派の学者たちからほとんど無視され「トンデモ科学」扱いされていますが、「生物学的な元素転換」という仮説があります。

フランスのルイ・ケルヴランという科学者が二〇世紀後半に提出した学説で、きわめて微小かつ複雑精妙な立体構造をした、酵素のような生体内の高分子のはたらきによって、生体内でさまざまな核種の転換が起きている、と主張するものです。

生物は、生体に必要な元素が不足している場合には、それに類似した元素から〝生体内元素転換〟によって必須元素を作り出し、過剰な放射性元素で体内汚染をこうむった場合には、別の〝生体内元素転換〟によってそれを非放射性の核種に転換することで、環境に適応して生存してきた、と考えられるわけです。

原子力業界の学者たちから見れば、「生物学的元素転換」学説は荒唐無稽《こうとうむけい》です。なにしろ原子核物理学に不可欠な〝道具〟である大規模な原子炉や粒子加速器も使わずに、核種を、別の核種に転換できると主張する学説なのですから。

しかしフランスやロシアでは「生物学的元素転換」仮説を支持し、それどころかこの仮説でしか説明できないような〝微生物による放射性元素の非放射化〟を確認したという実験報告も、少なからず発表されています。

「生物学的元素転換」学説は、常温による核融合の可能性も示唆しているので、本当に有効であれば根本的《ラディカル》な科学革命をもたらすことになるでしょう。……とはいえ、今のところ「生物学的元素転換」学説はまだまだ未解明な部分が多いので、信頼できる科学技術と呼べる段階ではありません（だけど、原子力業界の主流派が進めてきた従来の原発のテクノロジーや、「前途有望」という腐れ念仏が繰り返されてきた核融合技術だって、信頼できない「テクノロジー神話」にすぎないわけですけどね）。

以上のようなわけで、とりあえず、福島原発災害でいまも日常的に野外環境に放出されている莫大な量の放射性物質は、煮ても焼いても酸やアルカリを投下しても、消すことはできません。

それぞれの放射性核種には、固有の「半減期」があるので、その「半減期」という〝宿命〟に従いながら、この先、歳月の経過とともに、自然のままに「放射能」の量を減らしていくのを、我々はだまって見ているしかないのです。

（「生体内元素転換」仮説に望みをかけて、「放射能を消す」効能があると宣伝されている微生物を、放射能汚染された土地に散布する実験も、試してみる価値はあると思います。ただしそれはあくまでも〝賭け〟だということを、肝に銘じておかねばなりません。「微生物散布で汚染土から放射能が消えるぞ！」とむやみに期待をかけず、期待はずれに終わる可能性も〝想定〟したうえで、賭けに望むべきです）

……………………

● 1-3　放射能の「半減期」

――「半減期」にはいくつも盲点がある――

放射性核種は、原子核が放射線を出しながら自己崩壊します。つまり放射線核種は、放射線を出すことによって原子核を構成している核子（陽子や中性子）の数が変わってしまうので、別の種類の核種に変化してしまうのです。別の核種になってしまったら、もう、もとの核種ではない。……つまり、もとの放射性核種は、放射線を出して「なくなってしまう」。けれども元々、放射性核種があった場所には、新たに生まれた別の種類の核種がしっかり存在している、というわけです。

以上のことは、一個の核種がたどる運命なのですが、現実には、きわめて莫大な数の核種がひとつにまとまって、測定可能な量の〝物質〟の体裁を成しているわけです。

同一の種類の原子だけから成る純粋な物質は、「元素」と呼ぶことができます。それでは、一グラムの元素の塊には、その元素の原子が、何個くらい詰め込まれているのでしょうか?

これは「原子量」と「アボガドロ定数」という化学用語を知れば簡単にわかるので、ちょっとその説明をしておきましょう。

まず、第2章で紹介した「原子番号」と「質量数」を思い出すことから……。

それぞれの原子には、水素は1、ヘリウムは2……といった具合に「原子番号」がついています。「原子番号」というのは各々の原子の、原子核を構成している陽子の数でした。

通常、原子は電気的に中性で、原子核のまわりには、陽子と同じ数の電子が〝周回〟しています。

原子核は、陽子と中性子という「核子」で成り立っており、各々の原子の、原子核を構成する「核子」の（つまり陽子と中性子の）総数を「質量数」と呼ぶのでしたね。ちなみに、水素は原子番号1で質量数も1（つまり原子核は陽子一個だけ）、ヘリウムは原子番号2だけど、質量数は大部分の原子が4（陽子二個と中性子二個）でごくわずかに質量数3（陽子二個と中性子一個）もある、といった具合……。

「質量数」は、各々の原子の重さを示す目安になります。陽子と中性子はほぼ重さが同じで、電子の質量は、陽子ならびに中性子の一八四〇分の一ほどであり、無視できるほど軽いものですが、それでもいちおう電子には重さがあります。

（念のためにお判《こと》わりしておきますが、「質量」と「重さ（重量）」は、微妙に意味がちがいます。

「質量」は、各々の物体が有している「動かし難さや重さの度合いを表す量」です。

そして「重さ（重量）」とは、個々の物体にはたらく「重力の大きさ」のことです。

質量一キログラムの物体には、力の大きさにして九・八ニュートンの重力がかかります。これを「一キログラム重」と表記しているのです。

地球上の重力の大きさは場所によって微妙に異なるので、同一の質量の物体でも、いろいろな場所で「重さ」を精密測定すれば、測定値は微妙に異なってきます。それにしても、同じ場所で測定すれば、物体ごとの質量の違いに応じた「重さ」が計測できるわけです。

つまり「質量」とは個々の物体が有する〝本質的な属性〟であり、「重さ（重量）」とはその属性が〝一定の測定方法によって表現されたもの〟だと言えるでしょう。

ならば「質量」の正体はなにか？　「質量」はどのようなしくみで発生しているのか？　これはまだ科学で解明されていません。

なお、先ほどの「一キログラム重＝九・八ニュートン」と説明した際に登場した「ニュートン」というのは、一七世紀後半から一八世紀前半にかけて活躍したあの有名な英国の自然哲学者アイザック・ニュートンにちなんで命名された〝力の大きさを表す単位〟で、一キログラムの質量の物体を一秒につき一メートルずつ（一メートル毎秒毎秒）の加速度で加速する力の大きさを示しています。

今しがた「陽子と中性子はほぼ重さが同じ」と言いましたが、正確にいえば、両者の質量はごくわずかに異なっています。電子の質量と比べれば、陽子は電子の一八三六・二倍であり、中性子は電子の一八三八・七倍となります。

電子はきわめて軽いので無視する、という態度でいけば、質量数を目安にして原子のおおよその質量を示すことができるわけですが、質量数はあくまでも核子だけを合計した数にすぎません。微小とはいえ質量をもつ電子はのっけから除外されていますし、ウランとかプルトニウムなど、原子番号も質量数も大きな元素になると、陽子と中性子のごくわずかな質量の違いも無視できなくなってきます。

ここで重宝するのは、「質量数」を目安にしながら、さまざまな原子の一個あたりの質量を表すことができる、「原子量」という尺度です。

「原子量」という尺度を最初に考案したのは、一九世紀初めの英国の自然哲学者ジョン・ドルトンでした。「万物は（それ以上は分割できない）究極の微小粒子から出来ている」と唱える〝原子論〟は古代ギリシアの昔からあったわけですが、西洋では「われ思う、ゆえに我あり」で知られる徹底的な懐疑精神と論理的思考を唱えて近代科学を出発させた哲学者デカルトが「それ以上は分割できない、という仮説を立証することはできない」と主張するなど、「原子論」を迷信とみなす否定論が、じつに二〇世紀の初めまで続いていたのです。そうしたなかで一九世紀の初めにドルトンは、近代「原子論」を唱えた先駆けとなったわけですが、彼は、すでに知られていた元素のうちで一番軽い水素の原子一個を〝原子の質量の基準〟とみなし、水素原子と比べたときの酸素・窒素・炭素・硫黄・リンそれぞれの原子の〝相対質量〟を発表しました。

ただし、彼の時代には、原子が原子核と電子に分けられるとか、さらに原子核が陽子と中性子に分けられるなんて、想像すらできませんでした。ドルトンはあくまでも原子が〝不可分の究極の粒子〟だと信じていたわけで、陽子と中性子の合計数である「質量数」が登場するのは、彼が活躍していた時代から一世紀も後になってからです。

ドルトンは水素原子を「原子一個の質量の基準」に据えましたが、その後、二〇世紀になると酸素原子（原子番号8）を基準に据えるようになりました。具体的には、原子核が陽子八個と中性子八個で出来ている「酸素16」を基準に据えて、その質量の一六分の一を、一番小さな水素（原子番号1）原子の一個分に対応する〝質量の一目盛〟として使っていたのです。ところがやがて酸素原子にも「酸素17」と「酸素18」という同位体（いずれも非放射性の安定同位体）がほんのわずか存在していることが判明し、自然状態の酸素はこれら三種類の同位体の混合気体だし、その混合率も一定とは限らないので、そんな不安定なものを「質量の基準」にするのは混乱をまねく、ということになり、一九六〇年代になって、炭素のなかでも最もありふれた安定同位体である「炭素12」を基準に用いるようになりました。

つまり原子核が陽子六個と中性子六個から成る炭素の安定同位体「炭素12」の、炭素原子一個の質量を、一二等分したものを、「原子一個の質量の基準」として用いるようになったわけです。なお、この「原子一個の質量の基準」は、かつては「原子質量単位」と呼ばれていましたが、二〇〇六年からは「統一原子質量単位」と呼ばれることになりました。

すべての元素の原子一個あたりの質量は、この「（統一）原子質量単位」を使って表すことができます。こうして表した、さまざまな元素の原子一個あたりの（「炭素12」の質量の一二分の一である〝質量単位〟を基準とした）〝相対質量〟を「原子量」と呼ぶのです。

たいていの元素は、何種類もの同位体があります。つまり自然条件のもとでは圧倒的多数を占める安定同位体のほかに、質量数の異なる同位体が、それぞれに異なる存在比率で、存在しているわけです。放射性同位体のなかには、核爆発などで人工的に作り出されて自然環境中に放出されたものもあるわけで、同位体どうしの存在比率は時代によっても異なってきます。

それに現在「原子量」の基準に採用されている炭素でさ

え、「炭素8」から「炭素22」までの十五種類の同位体が存在することが知られており、天然同位体だけでも「炭素12」「炭素13」「炭素14」の三種類が存在しています。このうち「炭素12」と「炭素13」は安定同位体、つまり「非放射性の同位体」で放射線を出しませんが、「炭素14」はおよそ五七三〇年の半減期で減衰しながらβ線を出しつづける放射性核種なので、時間経過とともに、それぞれの炭素同位体の存在比率が変動していくわけです。

「原子量」は、それぞれの元素を代表する原子の〝相対的質量〟です。おなじ元素でもいくつも同位体があるから、それらを「代表する」となれば、さまざまな同位体のそれぞれの質量数にそれぞれの同位体の存在率を掛けあわせて、算出した平均値が「原子量」ということになります。つまり「原子量」はきれいな整数にはなりません。

「原子量」の基準になっているのは、すでに述べたように炭素原子（のうちの「炭素12」）なのですが、「炭素12」の質量の十二分の一を「原子質量単位」と決めたにもかかわらず、「炭素の原子量」は、さまざまな同位体を含んでいるせいで、ぴったり12にはならないのです。小数点以下四桁まで示すと、「炭素の原子量」は12・0107という半端な値になります。

ようやく「原子量」の説明が終わりました。「アボガドロ定数」の説明に進みます。

原子量がA——「原子《アトム》（atom）」の頭文字Aですが実際にはここに小数点以下までつづく、質量数と同じ数字が入ります——の原子がAグラム集まった塊を「1グラム原子」といいます。

ついでに言うと、分子は原子の集合体ですから、分子一個を構成しているすべての原子の「原子量」の合計が、分子一個の〝相対的質量〟ということになるわけで、これを「分子量」といいます。そして、分子量がM——「分子《モルキュール》（molecule）」の頭文字Mですが実際にはここに小数点以下までつづく、分子一個を構成している全原子の質量数の合計と同じ数字が入ります——の分子がMグラム集まった塊を「1グラム分子」または「1モル」といいます。

「1グラム原子」も「1グラム分子」も、冒頭に「1グラム」という言葉が付いているわけですが、これはあくまでも化学用語としての約束事であって、実際の1グラムを指しているのではありません。たとえば炭素は原子量が12・0107なので、「炭素の1グラム原子」とは、一二・〇一〇七グラムの炭素の塊のことを指すのです。

水素（原子量1・008）の「1グラム原子」は一・〇〇八グラムの水素ガスということになるし、炭素の「1グラム原子」は一二・〇一〇七グラムの炭素の塊、ウラン（原子量２３８・０２８９）の「１グラム原子」は二三八・〇二八九グラムのウランの塊ということになるわけですが、注目すべきは、原子の種類がちがっても、とにかく「１グラム原子」の塊にふくまれる原子の総数は、「アボガドロ定数」と呼ばれる一定の個数だということです。「アボガドロ定数」は、具体的にはおよそ「６・０２２×10の23乗」すなわち（一〇の一二乗で一兆ですから）「六兆二二〇億個の一千億倍」という天文学的な個数になります。

ウランの「１グラム原子」、すなわち二三八・〇二八九グラムのウランの塊には、「６・０２２×10の23乗」個の原子が含まれていると考えられるので、一グラムのウラン２３５の塊のなかには、そのおよそ二三八・〇二八九分の１である、二兆五三〇〇万個のさらにその一〇億倍のウラン２３５原子が含まれていることになります。

一グラムのウラン２３５の塊のなかでは、この天文学的な数の放射性の原子が、あちらこちらで、たえず放射線を出しながら原子核分裂を起こして自己崩壊しているわけです。

放射性元素の原子核が自己崩壊する〝速さ〟を、どのように示せばいいでしょうか？

薬理学や医学の世界では、毒の強さやクスリの効きめをあらわす〝目安〟として、集団のなかの半数になんらかの影響が出るところに注目する、という伝統があります。たとえば毒を与えた実験動物の集団のうち、半数を死に至らしめる分量を「半数致死用量」といいます。クスリを集団にあたえて、集団のうちの半数に効き目がみられる分量を「半数有効用量」といいます。これと同じような発想で、同じ種類の放射性核種が無数にあつまって塊を成していると想定し、その塊の半数の放射性核種が自己崩壊で消える（＝他の核種に変換する）までの時間を計れば、放射性元素の自己崩壊の〝速さ〟を表すことができます。

（なお、核種が原子核の崩壊によって別の核種に変わってしまう現象のことを「核変換（nuclear transmutation）」といいますが、核燃料に用いる放射性核種を「劣化ウラン（ウラン２３８）」からプルトニウムに「変換」する原子炉は「転換炉」と呼ぶなど、日本では訳語にふらつきが見られます。これはこの分野の科学が〝輸入学問〟の域をいまだ脱しておらず、概念や用語の詰め方が甘いということです。ちなみに「核変換」に用いられている英語の原語「transmutation」は、元々は西洋錬金術で物質の「変成」を指す言葉でした。「変換」という漢語は、日本語では「変換する」という他動詞に用いるので、原子炉や加速器による核種の人工的壊変を指すにはふさわしいのですが、原子核が自然に壊変して別の核種に変化することを指す自動詞として用いるには難があります。本来なら西洋の錬金術以来の含意をこめて「変成」とでも訳すのが適切だったであろうと思います。ちなみに原子炉も加速器も使わずに生体内で核種の〝変成〟が起きている、と主張する「生物学的な元素転換（biological transmutation）」仮説では「（元素の）転換」という訳語が伝統的に使われてきました）

放射性核種の塊が、原子核の崩壊をつづけながら、もとの核種の半分の量に減るまでの時間を、「半減期」といいます。「放射性ヨウ素１３１の半減期は八日です」とか「放射性セシウム１３７の半減期は三〇年です」という〝豆知識〟は、マスコミが繰り返し唱えてきたので、皆さんはすでに読んだり聞いたりしているでしょう。

放射能について書かれた解説書の多くは、「半減期」のことをさらりと簡単に述べているだけなので、ひょっとすると「福島原発災害で環境中に放出された〝放射能〟（＝ここでは放射性物質）は（二〇一一年）三月の震災直後にドッと吐き出されたものだから、半減期八日のヨウ素１３１なんかは、もうすっかり消えてしまったんでしょ」と思い込んでしまうかもしれません。……でもそれはトンデモない誤解です。

先ほどまで「原子量」とか「アボガドロ定数」などまで引っぱりだして「半減期」の解説をしてきたのは、野外に吐き出された放射性物質の放射能そのものが〝まとめて消えてしまう〟わけではない、ということを強調しておきたいからです。

まず「半減期」とは、放射能が消えてなくなるまでの時間ではありません。

放射性物質は、無数の放射性原子が集まって出来ています。その放射性原子の一個一個に注目すれば、たしかに未来のいずれかの時点で、原子核が放射線を出しながら壊変して別の種類の原子核に〝変換〟してしまい、新たに生まれたこの核種が安定した性質ならば、もうそれっきり放射線は出なくなる。つまり「放射能は消える」わけです。しかし多くの放射性核種は、一回壊変したからといって「安定元素」になるわけではなく、別の種類の放射性核種に〝変換〟します（なお、「壊変」というのは原子核が崩壊して別の核種の原子核に〝変換〟する現象を指す用語です）。

放射性核種の原子核の壊変がいつ起こるかは、まったく確率的な出来事ですから誰にもわかりません。しかし放射

表2　放射性核種の体内動態

性物質を無数の放射性原子の集合体として見るなら、それら放射性原子の半分までが壊変してしまえば、もとの核種の放射能は、全体としてみれば「半減」している――それが「半減期」という用語のなかで「半減」ということばが示す真意なのです。

ここにつぎの四つの表を示しておきましょう。

●表1　ウラン235の核分裂による主な核分裂生成物
●表2　放射性核種の体内動態
●表3　ウラン235から非放射性鉛207に至る一一段階の「アクチニウム系列の原子核壊変」の進行
●表4　ウラン238から非放射性鉛206に至る一四段階の「ウラン系列の原子核壊変」の進行

表1は、原発の〝燃料〟や原爆の〝爆薬〟に使われている放射性ウラン235が核分裂すると生じる「核分裂生成物」の主な核種を示しています。ウラン235の核分裂で生じる核種のなかには、サマリウム149のように放射能をもたない安定核種もありますが、大部分は別の種類の放射性核種です。これらのうち、ヨウ素131とセシウム137は、福島第一原発の原子炉が爆発的損壊を起こして外界にばらまかれた〝死の灰〟のうち、放出量が大量で測定検出もしやすく人体への危険性が高いということで、特にいま注目されているわけです。けれども、ウランの核分裂で作り出された〝死の灰〟は、けっして放射性のヨウ素やセシウムだけではない。ところが東京電力も政府も、それらの放出の実態は、事実上、無視または隠蔽しているわけです。我々は、御用学者のマスコミ発言に踊らされてヨウ素とセシウムにばかり関心を向けていますが（たしかにこの二つはとりわけ要注意の放射性物質ですけれども）、ほかにも多種多様の危険な放射性物質が我々の生活環境を汚染している実態があるわけです。

表2は、原発事故などで生態系環境を汚染し、人類をはじめとする多様な生物に有害な影響を及ぼす主な放射性核種と、天然の三種類の放射性ウランの混合物である「天然ウラン」が、体内に取り込まれた場合に、おもにどの部分にどれほどの時間滞留するかという「体内動態」のめやすを表にまとめたものです。ただしこの表の記述は、きわめて大雑把なものだと考えてください。

「半減期」としてこれまで説明してきたのは、おなじ種類の放射性核種が無数にあつまって形をなしている放射性元素の塊のなかで、それらの放射性核種の半数が、放射性壊変に至るまでの時間をいうのでしたね。これは「物理的半減期」と呼ばれています。

表1　ウラン235の核分裂による主な核分裂生成物
（wikipedia日本語版「核分裂反応」項目の表を参考に作成）

生成物	収率【★】	物理的半減期	備考
セシウム133	6.79%	安定	一部は中性子捕獲により半減期2.07年のセシウム134になる。セシウム134はβ線を出して壊変しバリウム134になる。
ヨウ素135	6.33%	6.57時間	β壊変で生成するキセノン135は原子炉でもっとも主要な「毒物質」【★★】で10−50%が中性子獲得によりキセノン136になり、残りは半減期9.14時間でセシウム135になる。
ジルコニウム93	6.30%	153万年	β線を出して壊変しニオブ93になる。
セシウム137	6.09%	30.17年	β線を出して壊変しバリウム137になる。
テクネチウム99	6.05%	21万1千年	β線を出して壊変しルテニウム99になる。
ストロンチウム90	5.75%	28.9年	β線を出して壊変しイットリウム90になる。
ヨウ素131	2.83%	8.02日	β線を出して壊変しキセノン131になる。
プロメチウム147	2.27%	2.62年	β線を出して壊変しサマリウム147になる。
サマリウム149	1.09%	安定（非放射性）	主要な「毒物質」【★★】のひとつ
ヨウ素129	0.66%	1570万年	β線を出して壊変しキセノン129になる。

【★】核分裂の過程で原子核が分裂してできた核種を核分裂生成物（核分裂片）という。核分裂生成物がどの核種になるかは、一定の確率で決まっており、この確率を「収率」という。核分裂する核種ごとに、さまざまな生成核種の収率分布が決まってるので、核分裂生成物を分析すれば核反応を起こしたもとの核種が判る。

【★★】核分裂の議論に出てくる「毒物質」とは「中性子をよく吸収するので核分裂の連鎖反応を阻害する物質」という意味で、“生物に対する毒性”を指す用語ではない。とはいえキセノン135はβ線を出して自己壊変する放射性核種なので健康に悪影響を与えうるし、サマリウム149は非放射性だが金属として弱毒性を有する。

表2　放射性核種の体内動態
（医療科学社2004年刊『緊急被ばく医療テキスト』47頁の表を参考に作成）

核種	放出される主な放射線	物理的半減期	生物学的半減期	実効半減期	核種が蓄積する器官,組	備考
コバルト60	β線,γ線（ニッケル60に変換）	5.27年	9.95日	10日	全身	強烈なβ線（31万8千eV）とγ線（250万eV）
→（娘核種）ニッケル60	安定（非放射化）					
ストロンチウム90	β線（イットリウム90に変換）	28.9年	50年	18.3年	骨	
→（娘核種）イットリウム90	β線,γ線（ジルコニウム90に変換）	64時間				強烈なβ線（228万eV）は健康に大きな悪影響を及ぼす
→（娘核種）ジルコニウム	安定（非放射性）					
セシウム134	β線,γ線（99.9997%はバリウム134、0.0003%がキセノン134に変換）	2.06年				原子炉運転で生じた核分裂生成物キセノン133から、β壊変で生じたセシウム133が、さらに中性子を捕獲して生み出された放射性核子である。（これが検出されれば、原子炉か、使用済み核燃料から、“死の灰”が漏洩している証拠だ）
→（娘核種）バリウム134	安定（非放射性）					
→（娘核種）キセノン134m1	γ線	0.29秒				強烈なγ線（196万5千eV）
→（娘核種）キセノン134m2	γ線	百万分の5秒（5μ秒）				強烈なγ線（302万5千eV）
→（娘核種）キセノン134	安定（非放射性）					
セシウム137	β線,γ線（バリウム137mに変換）	30.17年	70日	70日	全身	
→（娘核種）バリウム137m	γ線（バリウム137に変換）	2.6分				強烈なγ線（66万2千eV）
→（娘核種）バリウム137	安定（非放射性）					

核種	放出される主な放射線	物理的半減期	生物学的半減期	実効半減期	核種が蓄積する器官,組	備考
ヨウ素129	β線,γ線(キセノン129mに変換)	1570万年			甲状腺	
→(娘核種)キセノン129m	γ線(キセノン129に変換)	8.9日				強烈なγ線(23万6千eV)
→(娘核種)キセノン129	安定(非放射性)					
ヨウ素131	β線,γ線(キセノン131に変換)	8日	138日	7.6日	甲状腺	
→(娘核種)キセノン131m	γ線(キセノン131に変換)	12日				強烈なγ線(16万4千eV)
→(娘核種)キセノン131	安定(非放射性)					
プルトニウム239	α線,γ線	2万4千年	197年		骨,肝	
〔★プルトニウム239は12段階の原子核壊変を次々と起こし、そのたびごとに各種の放射線を出して最終的に非放射性の鉛207に成り果てるが、この壊変過程は「●アクチニウム系列の原子核壊変の進行」を参照〕						
天然ウラン	α線,β線,γ線	45億年	15日		腎	
(天然ウランの成分および構成比率は、ウラン238が99.2742%、ウラン235が0.7204%、ウラン234が0.0054%)						
ウラン235	α線,γ線(娘核種)	7億1300万年	15日		腎	
〔★ウラン235は11段階の原子核壊変を次々と起こし、そのたびごとに各種の放射線を出して最終的に非放射性の鉛207に成り果てるが、この壊変過程は「●アクチニウム系列の原子核壊変の進行」を参照〕						
ウラン238	α線(娘核種トリウム234)	44億6800万年	15日		腎	強烈なα線(426万7千eV)
〔★ウラン238は14段階の原子核壊変を次々と起こし、そのたびごとに各種の放射線を出して最終的に非放射性の鉛206に成り果てるが、この壊変過程は「●ウラン系列の原子核壊変の進行」を参照〕						

【注記】
1. バリウム137mのように質量数に「m」の添え字があるのは）核衝突などで原子核が高いエネルギーで励起され「準安定(metastable)」状態にある同位体を示す。 たいていの準安定核は100万分の1～数秒のあいだにγ線の形でエネルギーを放出して安定状態に至る。
2. 放射線のエネルギー量表示に用いた「eV」は「電子ボルト」を指す。

「物理的半減期」は、基本的に一定の値をとりつづけます。たとえば放射性ヨウ素131の物理的半減期が八日間だとすると、最初の八日で、ヨウ素131の放射能の量は半分にまで減ります。さらに八日たつと、その半分（つまり最初の四分の一）になります。さらに八日たつと、さらにその半分（最初の八分の一）になります。「半減期」という一定の時間の経過ごとに、半分ずつに減っていくわけですから、原理的に「放射能がゼロに完全消滅する」というのはありえないわけです。とはいえ現実には、測定器で検知できないほど放射能が減衰してしまう時が、時がたてばかならず訪れるわけで、便宜上そうなったら「消えた」と宣言して済ませるわけです。

「物理的半減期」とは別に、どんな化学物質でもそうですが、人体の体内に取り込まれたとしても、気体なら〝吐く息〟にまぎれて肺から体外に排出される場合もあるし、大便や小便といっしょに排泄される場合があるわけです。体内に取り込まれた放射性核種が、こうした生理作用によって体外に排出されて、取り込まれた分量の半分に減るまでの時間を「生物学的半減期」といいます。

「生物学的半減期」は、「物理的半減期」のように普遍的な尺度ではありえません。なぜなら体内の放射性核種を体外に排泄するはたらきは、個体差をはじめ様々な生物学的な要因によって、ばらつきがあるからです。年齢や性差や体重によっても「生物的半減期」にばらつきがでるでしょうし、同じ人物にかぎってみても、最初のうちは体調がよくて順調に排泄されていても、やがて被曝による生理機能の衰弱などで排泄機能が低下することだってあるでしょう。そもそも、人体のなかで進行する放射性物質の複雑な代謝や排泄の全容が完全に解明されているわけではないのです。ですから「生物学的半減期」は、まだ未知な部分が多い大雑把な尺度と考えるべきなのです。

なお、いまのところは、生物の体内で進行するどんな化学反応も、放射性核種の原子核をべつの核種に変換することは不可能であろうと信じられています。すでに述べたように「生物学的な元素転換」も実際には起きているかもしれませんが、しかし今のところ、科学界の主流派はこの仮説を「ありえないもの」だと信じて、相手にしていません。

ところで、これ以外にも「実効半減期」という考え方があります。半減期には「物理的半減期」と「生物学的半減期」の二種類があることはすでにお話ししましたが、体内被曝の現実的な対策を講じる際には、「からだのなかの放射性核種が早く減ったほうがいい」わけですから、ふたつの半減期のうちのどちらか早いほうを選べばいいわけです。この発想から、たとえば「物理的半減期」の逆数と、

「生物学的半減期」の逆数を、合計した値の逆数を「実効半減期」と定めれば、実用上都合のよい値がかんたんに決まるわけです。これが「実効半減期」の正体だといえましょう。

たとえば、仮に、「物理的半減期」が一〇〇日だけど、比較的はやく体内から排泄されるので「生物学的半減期」が一〇日だと推定されている、放射性核種があるとしましょう。一〇〇の逆数は「一〇〇分の一」、一〇の逆数は「一〇分の一」ですから、ふたつの逆数を足すと「一〇〇分の一＋一〇分の一 ＝ 一〇〇〇分の一一〇」になります。その逆数が「実効半減期」になるので、「実効半減期」は「一一〇分の一〇〇〇」（一〇〇〇割る一一〇）すなわち「九・〇九」になります。「実効半減期」は、物理的および生物学的な二つの半減期のうちの短いほうよりも、さらにちょっと短いものが、計算で出てくる仕掛けになっているわけです。……わたしには、これは放射線被曝の危険性を軽視するために考案されたあまりにも便宜的な定義のように思えます。

ところで、**表1**をみればわかるように、ウラン２３５の核分裂で新たに生じるさまざまな核分裂生成物は、ほとんどが放射性核種です。ウラン２３５という「親」核種から生まれた「娘」核種も放射性だと、これらの「娘」核種はそれ自体でやはり放射線を出しながら原子核の壊変（原子核崩壊）が起きて、さらに新たな別の「孫」核種へと変換されていきます（細胞分裂などでも、「親」細胞が分裂して生まれた細胞を「娘」細胞と呼んでいます。もとの物体から、新しい物体が生じるような現象には、元の物体を「親」、新たに生じた物体を「娘」と呼ぶ習慣がありますが、これは西洋文明圏から日本に自然科学が伝来した際に、いっしょに輸入された命名習慣のようです）。

たとえばウラン２３５という「親核種」から、核分裂でストロンチウム90という「娘核種」が生じ、これがさらにβ線を出して原子核崩壊してイットリウム90という放射性核種に変換されるのです。イットリウム90は半減期二・七日でβ線とγ線を出して壊変し、ジルコニウム90という別の核種に壊変……つまり生まれ変わるわけですが、ジルコニウム90は非放射性の安定核種なので、ここで原子核崩壊がようやく止まり、放射線が出なくなるのです。

つまりプルトニウムやウランなどの原子番号や質量数がおおきな原子は、核子があまりにも〝大所帯〟なので〝原子核という一家〟をまとめておくことができずに、放っておいても勝手に原子核が崩壊して、放射線を出しながら別のもっと小柄な核種へ変換していきます。ウラン２３８の場合は一四回も原子核の壊変をくりかえして、最終的には非放射性の鉛206に成り果てます。ウラン235の場合も、一一回の壊変をくりかえして、最終的に非放射性の鉛207に行き着きます。

このように、核子が〝大所帯〟の放射性核種は、原子核崩壊（壊変）をくりかえして、「親核種↓娘核種↓孫核種」と核種（元素）そのものの種類を〝出世魚〟のように次々と変えながら、放射能をもたない核種に行き着くまで、元素変換をとめどなく続けていくわけです。こうした原子核壊変の逐次的――つまり「順を追っての」――進行によって、輪廻転生のように〝生まれ変わり〟をくりかえす「親核種↓娘核種↓孫核種」という核種の種類は決まっていて、一定の〝（輪廻転生の）系列〟と見なされています。つまりウラン238やウラン235などは「崩壊系列」に沿って、原子核の壊変をくりかえしていくのです。

表3と**表4**は、この「崩壊系列」の進行順序を示したものです。

ウラン235を出発点として、鉛207に終着するまで、ひたすら進んでいく逐次的な核種の壊変と生成は「アクチニウム系列の原子核壊変」（表3）と呼ばれています。

そしてウラン238を出発点として、鉛206に行き着くまで、ひたすら進んでいく逐次的な核種の壊変と生成は「ウラン系列の原子核壊変」（表4）と呼ばれています。

「崩壊系列」に沿って放射性核種の原子核崩壊（壊変）が起こると、壊変で生まれた新たな原子核はまだ大きなエネルギーを余計に抱えているので、それをγ線のかたちで外部に放出します。ですから表3と表4には特に記していませんが、多くの場合、γ線もいっしょに放出されます。

表を四つも用意して、しかも「崩壊系列」などという、ややこしい話まで持ち出したのは、「半減期」を考える際に見落とされがちな盲点を指摘しておきたいからです。

つまり放射性物質の――もっと正確にいえば放射性核種の――「半減期」について考えるとき、「放射性物質には半減期があるから、時間がたてば放射能は弱くなる一方だから安心だろう」と考えがちだけれども、実際には、そうとは限らないのです。

たしかに、「親核種」から一回崩壊しただけで、つぎは非放射性の「娘核種」になって壊変が打ち止めになる、という放射性核種なら、半減期をたどっていくごとに生成される非放射性核種が増えていくだけですから、それはそれなりに安心でしょう（もっとも、非放射性の物質でも、鉛のように体内に蓄積すればこんどは重金属などの化学毒性で身体に害を及ぼすものもあるわけですから、放射線が出なくなっても安心するのはまだ早い！）。

しかし、体内に取り込んだ「親核種」が、放射性壊変によって、もっと半減期の短い「娘核種」に変換されたらどうなるか？　たいていは半減期が短い放射性核種のほうが、単位時間あたりに出す放射線のエネルギーが大きいわけですから、「娘核種」とか「孫核種」になってますます強力な放射線を出して人体に害をなす場合もあるわけです。数多くの種類の核種が「崩壊系列」を成しているウランなどは、ウランそのものよりも、逐次的な壊変で生じた放射性核種による危害のほうが深刻なほどなのです。

「たとえ生活環境が放射能汚染されても、あるいは放射性物質を体内に取り込んで〝体内汚染〟に至ったとしても、放射能には半減期があるから心配ない」などと、この期《ご》に及んで気安めを言う人がいるとすれば、実際にはそれは大嘘ですから、信じちゃいけません。今回の原発災害で放出された放射性物質は大量です。半分に減ってもやはり大量です。さらに半分に減っても、さらにさらにそのまた半分に減ってもね……。

しかもプルトニウムやウランその他、放射性壊変で別の核種に姿を変えて、ますます〝凶暴〟な放射性物質になるものも、環境中にばらまかれています。

おまけに、東日本大震災の直後に「たった一度だけばらまかれた」のではありません。原子炉や使用済み核燃料を一時的に冷却保管していた巨大水槽まで、ぜんぶ破壊されて、それに水をかけて冷やし続けていたわけですから、すでにこれまでに膨大な量の放射性核種が、人為的に、環境中にばらまかれているのです。福島第一原発の様子をインターネット上で実況放送している「ふくいちライブカメラ」などをみれば、いまでも全壊した原発群から水蒸気とおぼしきガスがつねに盛んに放出されているのがわかります。そのガスにはもちろん多量の放射性核種が含まれています。それに、直接みることはできませんが、「溶融落下《メルトダウン》」した原子炉内の核燃料や〝死の灰〟が、地下水の水系に溶け出している可能性もありますし、なにしろ海岸に建てた原発群ですから、大地震で原発が立っている地盤に亀裂がはいり、「溶融貫通《メルトスルー》」で原子炉からこぼれ出て地盤に落ち、炉心の核燃料や〝死の灰〟が付近の海にすこしずつ溶け出ている可能性だって考えられます。

〝穴の開いたバケツ〟でも〝水洗トイレ〟でもいいですが、一定の速度で水がどんどん抜けている容器を想像してみてください。最初に、容器いっぱいの水をいれても、水が抜けていく穴があいているので、時間の経過とともに水がどんどん減っていき、一定の時間がくれば容器のなかの水の量は最初の半分にまで減るし、さらに時間がたてば、その

表3　アクチニウム系列の原子核壊変の進行

進行順序（丸カッコ順）	核種	放出される放射線（変換後の娘核種）	物理的半減期	備考
◎	**プルトニウム239**	α線（ウラン235に変換）	2万4110年	強烈なα線（524万5千eV）
→①	**ウラン235**	α線（トリウム231に変換）	7億380万年	強烈なα線（467万9千eV）
→②	**トリウム231**	β線（ほぼ100%がベータ壊変でプロトアクチニウム231に変換），α線（百万分の1%がα壊変でラジウム227に変換）	25.5時間	強烈な放射線（α線β線ともに38万9千eV）
→③	**プロトアクチニウム231**	α線（アクチニウムに変換）	3万2760年	強烈なα線（514万9千eV）
→③-1	**ラジウム227**	α線（ラドン223に変換）	42.2分	強烈なα線（132万5千eV）
→④	**アクチニウム227**	β線（98.62%はβ壊変でトリウム227に変換），α線（1.38%はアルファ壊変でフランシウム223に変	21.8年	強烈な放射線（β線は4万5千eV、α線は504万2千eV）
→④-1	**ラドン223**	β線（フランシウム223に変換）	23.2分	強烈なβ線（100万eV）
→⑤	**トリウム227**	α線（ラジウム223に変換）	18.7日	強烈なα線（614万6千eV）
→⑤-1	**フランシウム223**	β線（99.994%はβ壊変でラジウム223に変換），α線（0.006%はα壊変でアスタチン219に変換）	22分	強烈な放射線（β線は114万9千eV、α線は543万eV）

→⑥	**ラジウム223**	α線（ラドン219に変換）	11.4日	強烈なα線（597万9千eV）
→⑥-1	**アスタチン219**	α線（99.99%はα壊変でビスマス215に変換），β線（0.01%はベータ壊変でラドン219に変換）	56秒	強烈な放射線（α線は639万eV、β線は170万eV）
→⑦	**ラドン219**	α線（ポロニウム215に変換）	3.96秒	強烈なα線（694万6千eV）
→⑦-1	**ビスマス215**	β線（ポロニウム215に変換）	7.6分	強烈なβ線（225万eV）
→⑧	**ポロニウム215**	α線（ほぼ100%がα壊変で鉛211に変換），β線（百万分の23%がベータ壊変でアスタチン215に変	千分の1.8秒（1.781ミリ秒）	強烈な放射線（α線は753万6千eV、β線は72万1千eV）
→⑧-1	**アスタチン215**	α線（ビスマス211に変換）	1万分の1秒（0.1ミリ秒）	強烈なα線（817万8千eV）
→⑨	**鉛211**	β線（ビスマス211に変換）	36.1分	強烈なβ線（137万3千eV）
→⑩	**ビスマス211**	α線（99.72%はα壊変でタリウム207に変換），β線（0.28%はベータ壊変でポロニウム211に変換）	2.1分	強烈な放射線（α線は675万1千eV、β線は57万9千eV）
→⑪	**タリウム207**	β線（鉛207に変換）	4.8分	強烈なβ線（141万8千eV）
→⑪-1	**ポロニウム211**	α線（鉛207に変換）	0.52秒	強烈なα線（759万5千eV）
→⑫	**鉛207**	安定（非放射性）		

表4　ウラン系列の原子核壊変の進行

進行順序（丸カッコ順）	核種	放出される放射線（変換後の娘核種）	物理的半減期	壊変エネルギー
①	**ウラン238**	α線（トリウム234に変換）	44億6800万年	強烈なα線（426万7千eV）
→②	**トリウム234**	β線（プロトアクチニウム234mに変換）	24.1日	強烈なγ線（27万eV）
→③	**プロトアクチニウム234m**	β線（99.84%はウラン234、0.16%はプロトアクチニウム234に変換）	1.17分	強烈なβ線（7万8千eV）
→③’	**プロトアクチニウム234**	β線（ウラン234に変換）	6.7時間	
→④	**ウラン234**	α線（トリウム230に変換）	24万5500年	
→⑤	**トリウム230**	α線（ラジウム226に変換）	7万5380年	強烈なα線（477万eV）
→⑥	**ラジウム226**	α線（ラドン222に変換）	1601年	強烈なα線（487万1千eV）
→⑦	**ラドン222**	α線（ポロニウム218に変換）	3.8日	強烈なα線（559万eV）
→⑧	**ポロニウム218**	α線（99.98%が鉛214に、0.02%がアスタチン218に変換）	3.1分	

→⑨	**鉛214**	β線（ビスマス214に変換）	26.8分
→⑨-1	**アスタチン218**	α線　(99.9%はα壊変でビスマス214に変換)，β線（0.1%はβ壊変でラドン218に変換）	1.5秒
→⑩	**ビスマス214**	α線（0.021%はα壊変でタリウム210に変換），β線（99.979%はβ壊変でポロニウム214に変換）	19.9分
→⑩-1	**ラドン218**	α線（ポロニウム214に変換）	百分の3.5秒（0.035秒）
→⑪	**ポロニウム214**	α線（鉛210に変換）	一万分の1.643
→⑪-1	**タリウム210**	β線（鉛210に変換）	1.3分
→⑫	**鉛210**	α線（1%はα壊変で水銀206に変換），β線（99%はβ壊変でビスマス210に変換）	22.2年
→⑬	**ビスマス210**	α線（1%はタリウム206に変換），α線（99%はポロニウム210に変換）	5.01日
→⑬-1	**水銀206**	β線（タリウム206に変換）	8.15分
→⑭	**ポロニウム210**	α線（鉛206に変換）	138.8日
→⑭-1	**タリウム206**	β線（鉛206に変換）	4.2分
→⑮	**鉛206**	安定（非放射性）	

また半分に減っていきます。しかし次から次へとあらたに水を注ぎ入れたら、どんなに大きな穴があいた容器でも、容器の水は減らないし、あふれ出ることさえあるでしょう。いまも続いている福島原発災害による放射能汚染が、まさにそれです。原発の廃墟から核分裂物質や放射性物質が絶え間なく漏れつづけるかぎり、個別の核種が有する「半減期」などという特性は、事実上、気安めにもなりません。

さらにいえば、仮に今日で福島原発からの放射性物質の漏洩《ろうえい》が完全に止まったとしても——けれども炉心が建屋の底に「メルトスルー」してしまったので実際にはもはや今後数十年たっても漏れた〝放射能〟を完全に封じ込めるのは不可能でしょう——すでに莫大な量の放射性核種が自然環境にばらまかれてしまったので、ちょっとした気象条件で、せっかく除染した場所に、放射能を有する雨や雪がふったり、放射能の霧がかかったり、放射能を有する土ぼこりなどが飛来することが、この先、かぎりなく繰り返されることになります。

そういうわけですから、放射性物質を注意ぶかく管理している実験室などで起きた汚染事故とは事情が根本的にちがうので、放射能の「半減期」に期待をかけて〝安全な環境〟が取り戻せる、などと幻想を抱いても無駄です。

福島原発の周辺だけでなく、東北・関東は言うに及ばず、信越や東海地方にまで深刻な放射能汚染が広がってしまったわけですが、これを人為的な努力で元に戻すのは無理な話です。現在知られている物理学の知識と、動員できる人力・財力その他の社会的資源を現実的に考えるなら、〝時がすべてを解決してくれるでしょう〟と言うほかありません。〝時の経過が解決してくれる〟結末が、ハッピーエンドでなく悲惨な傷痕になるとしても……。

いよいよもって我々は、この国を脱出できないとすれば、放射能汚染にまみれた土地で、できるだけ被曝を避けて、それでも被曝はしますから、そのぶんは放射線障害に直結せぬようできるだけ抵抗して、健康維持に心がけながら、生きのびるしかないわけです。

……………………………

●1-4放射能汚染の現状を想定する

まず、この原発公害が我々の住む日本をどのように汚染してるのか、簡単な想定をしておきましょう。

とりあえず今現在は、こんな状況になっています——

①——福島第一原発では、大震災とその後の爆発や火災で全壊した四基の原発のすべてから、核燃料とおぼしき核分裂性物質や、核分裂生成物（死の灰）が、自然環境中に大量に放出され続けてきた。

②——原発災害の初期の爆発や火災で、大量の放射性物質が環境中に放出された。そのうちの検出しやすい放射性ヨウ素や放射性セシウムだけが問題視されてきたが、ウラン・プルトニウム・ストロンチウムその他のさまざまな放射性核種も、環境放出された。

③——原発災害の初期におきた爆発や火災がおさまった後も、原子炉を冷却するために外部から放水で注ぎ込まれた大量の水により、放射性核種を大量に含んだ水蒸気や水が、大気中や海に放出されてしまった。

④——いま現在もなお、全壊した原発群からは、放射性核種を含んだ水蒸気が大気中に絶え間なく放出され続けている。

⑤——東京電力および政府が「メルトダウン」「メルトスルー」を起こしたことを認めた原子炉の炉心は、それぞれの原子炉の建屋の地下で、外部環境に通じる水系を放射能汚染している可能性が高い。

⑥——原発群が全壊のまま野ざらしになっているので、そこからも放射性核種が風にのって野外に飛散しつづけている。

⑦——すでに野外に飛散した〝死の灰〟や核燃料を含んだ微粒子は、風に乗って、大部分は東北から関東にいたる周辺地域に広く降りそそいだ。これにより千葉・埼玉・東京などにも〝高レベル汚染の飛び地《ホットスポット》〟が、あたかも地図の上に斑点を置いたみたいに、ところどころに生じている。

⑧——福島第一原発から爆発・火災によって噴出した初期の、高レベルの大量の放射性物質は、原発災害の発生から三週間後の三月末までに、地球の北半球を一巡した。米国西海岸でも福島原発が水素爆発したのち、ほどなくして、飛来したプルトニウム粒子が検出された。福島原発災害による大気の放射能汚染は南半球の諸国でも観測され、すでに地球全体に及んでいる。

⑨——福島原発から海中にばらまかれた放射性物質は、近隣海域をひろく汚染し、原発から二〇キロ以上離れた沖合でも放射能が検出されている。この海域で採取された海洋生物も、すでに放射能汚染が確認されている。

⑩——福島原発の周辺地域で飼育されていた動物のセシウム汚染が確認されている。汚染された麦わらなどを餌に用いていたのが原因だと報道されているが、屋内保存されて

いた飼料を与えた動物にも放射能汚染が見つかっており、汚染された水を飲ませていた可能性が高い。

⑪――放射能汚染の疑いがある農産物・畜産物・水産物は、商品流通の現場での原産地虚偽記載や他県産品との混合などの各種の手口による「原産地〝戸籍の洗い流し《ロンダリング》〟」や、生協などによる被災地「応援」キャンペーンなどによって、全国に流通している。

現状は以上のとおり。

ここから導かれる当面の原発災害の想定は、つぎのようなものです――

①――この先も当面は（数年から数十年のあいだは）福島第一原発の全壊した原発群から、放射性物質が自然環境中に放出されつづける。

②――周辺地域に広域にばらまかれた放射性物質は、人為的に除去して厳重に屋内保管されるものは例外として、多くは土壌に浸透するなどして汚染地域にとどまるが、土ぼこりに混じって地上を漂うものもあり、砂丘や〝磯の吹き寄せ〟のように、その時々の溜まりやすい地点に吹き溜まりをつくって新たな〝ホットスポット〟を生みだしつづける。

③――環境中に放出された放射性核種の一部は生物に取り込まれて、生態系の食物連鎖をつうじて生体濃縮されていく。食物連鎖のピラミッドの最上位、つまり〝最終捕食者〟の位置にいる人類は、農産・畜産・水産物や家庭菜園や野山で摘んだ食物をつうじて、高濃度の放射性物質を体内に取り込むことになる。

④――福島第一原発にこれ以上、爆発や火災が起こらず、原子炉に外部から〝たれ流し注水〟せずとも循環冷却だけで原子炉を冷やすことが可能になり、さらに原子炉建屋に完ぺきな覆いを施して放射性物質の環境放出を完全に止めることができたとしても（だがこれは「メルトスルー」に至ってしまった以上もはや不可能であろう）、すでに放射能で汚染された周辺の広域地域を除染して原状復帰するのは事実上不可能であるから、東北から関東にいたる広域汚染地域は、汚染されたままでありつづける（ただし放射性物質による〝追加的汚染〟がとまれば、これまでの汚染物質がこの先、放射性壊変をへて半減期に従うかたちで、最終的には放射能をへらしていくので、長い時間の果てには原状復帰できるかもしれない）。……つまり現在すでに深刻な放射能汚染に見舞われた地域であれば、今後数十年間は、深刻な汚染がつづく。目下、問題視されているセシウム１３１やストロンチウム90だけを見ても半減期が

三〇年ほどもあるから、現在のような高レベルの放射能汚染は、局所的な小規模除染活動を行なったとしても、このまま数十年は続いていくことになる。

⑤——放射能で汚染された食品の〝封じ込め〟は、無能無策の政府と、公衆衛生に無頓着で利益ばかりを追い求める食品流通業界のせいで、失敗におわった。放射能汚染食品は、この先も日常的に全国に流通し、消費されていく。我々は、自給自足の食糧調達対策を講じないかぎりは、日常的に放射能汚染食品を飲食しつづけることになる。

……なんとも絶望的な想定ですが、これが日本の現実なのだから仕方ありません。

なお、この先も原子炉建屋がさらなる地震や台風で倒壊したり、あらたに火災やなんらかの爆発事故などが起きれば、福島原発災害はますます深刻化するので、想定は状況の変化に応じて変更していく必要があります。

それにしても、現状の災害想定、つまり現実認識から引き出せる結論は、「もう放射能汚染から逃げられない」という絶望的なものです。

……………………………

●1－5もはや放射能汚染から逃げられない日本に居ながら、被曝による健康被害を防ぐための「生き残り戦略」

前項でみたように、現状は絶望的です。

「じゃあ、日本から、どこか安全な外国に逃げればいいじゃないか」という声が聞こえてきそうですが、外国企業の日本支社に勤務している社員とか、在日米軍の家族とか、そういう特別な境遇の人はべつとして、この国に住む大多数の人たちは、外国に逃げることはできません。

放射能にまみれた日本に住み続けるしかないわけです。

それにしても、座して死を待つ必要はないし、悲観して自殺する必要もないはずです。

いっぱんの人たちにとって、東京電力が起こした福島原発「公害」は、不条理きわまる不幸です。けれどもこれは「天罰」でも「神罰」でもありません。「天罰だ」などと思うこと自体が、頽廃《たいはい》です。……これは震災がきっかけになったにせよ、本質的には政府と東京電力がもたらした「公害」事件なのですから。

この国は、これまでも数々の悲惨な大規模公害を繰り返してきました。戦後の日本が経験した公害事件として有名なものとして、水俣病事件と森永ヒ素ミルク事件がすぐに思い浮かびます。いずれも経済界のなかで大きな力をもつ大企業が、ずさんな工場管理の結果引き起こした〝食生態環境〟の汚染事件であり、多くの人々が殺され、生きのこった被害者も深刻な健康障害を一生背負っていかねばならない苦しみを、公害発生企業によって、不条理に押し付けられたのでした。いずれの公害事件も、被害者が出ても「気のせいだ」とか「ほかの原因だろう」などと企業が被害の因果関係を否定しつづけているうちに、被害者の数がどんどん増えていって、企業犯罪であることが隠し通せなくなったのです。ところがそうなると、今度は御用学者が「第三者づら」を装って登場し、政府や企業の利益を守る〝煙幕〟として大活躍。被害者たちを泣かせることになりました。そして政府や御用学者どもが加害者企業の肩を持ち、災害補償の交渉で、被害者を抑圧するペテン師の役割を演じたわけです。……今回の原発災害でも、早くもこれと同じ猿芝居が繰り返されています。

ちなみに、水俣病を起こした化学企業の㈱チッソで、補償交渉をチッソ側に有利に進めた立役者は、江頭豊という当時のチッソ社長（在任一九六四〜七一年、以後は会長および終身相談役）でした。このチッソ社長の長女・江頭優美子（現在は日本ユニセフ協会評議員）が、夫・小和田恆《ひとし》（外務事務次官や国連大使を歴任して現在は国際司法裁判所所長）とのあいだにもうけた娘が、現在は皇太子妃になっています。一九九九年に自殺した文芸評論家・江藤淳は、江頭豊の甥っ子でした。

……ついでにいえば、今回の東日本大震災によって、千葉県の市原市ではコスモ石油の精油所で液化石油ガスタンクの爆発火災が起きましたが、隣接する石油化学会社の劣化ウラン保管施設に延焼が及んでいたことが、のちに明らかになりました。この劣化ウラン保管施設は他ならぬチッソ（正確にはチッソ石油化学株式会社・五井製造所）のものでした。こんなところに、あのチッソの名前が出てきたので、延焼事故が発覚した当時はびっくりしました。

いっぽう森永ヒ素ミルク事件は一九五五年に表面化しましたが、加害企業は森永乳業でした。粉ミルクの添加物を作るのに、工業用のヒ素を用いていたのですが、そのヒ素が粉ミルクに混入し、これを飲んだ乳児一万数千人がヒ素中毒になり、一三〇人もの子供が殺されたのでした。森永乳業の兄弟会社である森永製菓の、創業者一族の娘である松崎昭恵が、現在は自民党代議士・安倍晋三（元首相）の妻になっています。

ちいさな町工場が環境汚染を引き起こしても、それはいちおう「公害」ですが、今回の東京電力・福島原発災害は、政府が半世紀以上まえから強行に推し進めてきた原子力政策と、それを引き受けてズサンきわまる原発の建設・管理を行ない続けてきた電力独占企業と、こうした原発政策を大政翼賛でささえてきた御用学者集団と独占的な新聞電波マスコミ企業群が、共犯によって引き起こした最もわかりやすい「公害」犯罪なのです。

この原発災害は「天罰」ではないのです。我々は、日本国民は、とほうもなく大規模な公害犯罪の、とりあえずは、被害者です。

だからこそ、座して死を待つのでなく、努力して生きのこらねばなりません。抗議して生きのびねばなりません……。

絶え間なくばらまかれつづける〝死の灰〟によって、絶望的なほどの放射能汚染をこうむった日本で、この先、生存《サバイバル》していくには、戦略が必要です。

この〝放射能汚染生活のサバイバル戦略〟は、本章の冒頭で述べた〝被曝予防の三原則〟に即して、考えていきましょう。

すなわち、「**死の灰に 寄らず 触れずに 取り込まず**」。

死の灰に寄らず——**①‐1　安全地への避難**（被曝避難による生活再開）

①‐2　放射能汚染の疑いのある食料や生活物資を生活環境（住居・職場・学校など）**に持ち込まない**（食品だけでなく車輛・衣類・衛生用品その他の生活必需品も、汚染が確認できないものは身のまわりに置かないことが、照射被曝・接触被曝・体内被曝を避けるための鉄則です）

触れずに——**②被曝危険地域**（首都圏を含む）**での〝やむを得ない処置〟として……**

②‐1　生活環境の放射性核種の除染（土ぼこりには放射性核種が混じっているので、接触被曝を避けるため、住居・職場・学校などの周辺・内外の放射性核種を除去する）

②‐2　身体への放射線核種の付着の防止

②‐2‐A　特に砂塵と紫外線防止に効果的なアラビアン・ファッション、とりわけ顔面だけだして頭部から首までを美しく覆う「ヒジャーブ（女性用アラビア頭巾）**」が優れている。この他にもマスク・メガネ・帽子など花粉症対策に準ずる服装**

②‐2‐B　雨よけのレインコート（被曝危険地域は雨に放射線核種が混入している恐れがあるので、頭髪や素肌が雨水にじかに触れないようにする）

②‐2‐C　屋外の土・砂・たまり水・植物の葉な

どやコケ類を、素手で触らない（放射性核種が付着・混入しているので、皮膚についたら傷口などから体内に入る恐れがある）

取り込まず――③体内への放射性核種の取り込みの防止

③-1　〝易蓄積性・放射性核種〟（体内に蓄積しやすい放射性核種）**の細胞取り込みを阻止するために　〝拮抗性・安定物質〟の先制的摂取**（ヨウ素131の甲状腺蓄積を阻止する安定ヨウ素剤や海草類を先んじて摂取するなど）

③-2　放射性核種の体内での吸着・排泄を促す物質の摂取（放射性金属元素を吸着排泄するキレート剤や、海藻アルギン酸・果実ペクチンなどの食物繊維の攻勢的摂取）

③-3　大小便の〝お通じ〟の改善（運動や睡眠などの生活習慣、水・コーヒー・茶・ビールの積極的飲用や食事へのオリーブオイル少量添加など）

けれども、こうして「死の灰に寄らず触れずに取り込まず」の三原則を達成できるようにいくら努力しても、日本の国土のかなりの部分がすでに高レベルの放射能汚染をこうむっており、福島原発の廃墟から今後も当分のあいだは放射性核種が野外に放出されつづけるわけですから、高レベル汚染地域に住み続ける人はむろんのこと、日本国内のどこか汚染レベルが低い地域に逃げおおせた人だって、やはり体内に、本来なら摂取せずにすんだはずの放射性核種を取り込んでしまうことになるでしょう。

ですから、たとえ放射性核種が体内の臓器や組織に蓄積し始めたとしても、そこで放出される放射線の危害を、できるだけ阻止する戦略が求められます。

それは「放射能まみれの日本に暮らしていく」ための最後の手段なのですが、これこそ、**〝体内残留・放射性核種による体内被曝損傷を阻止する〟**という最終戦略になります。

〝体内残留・放射性核種による体内被曝損傷を阻止する〟――④放射線で体内に生じるフリーラジカルを消去する〝抗酸化《アンチオキシダント》ダイエット〟による食養生

――以上、〝放射能汚染生活のサバイバル戦略〟の要点を箇条書きで示しました。これらの〝戦略〟について、以下で、もうちょっと詳しく考えていきます。

●サバイバル戦略①安全地への避難について

安全を保つために必要なのは、「フェイル・セイフ」思想にもとづいた生活設計です。

「フェイル・セイフ（fail-safe）」思想というのは、「万が一、なにか失敗《フェイル》がおきても、事態が悪いほうに向かうのではなく、安全《セイフ》なままでとどまるように、物事を設計する」という考え方です。これは、なんであれ物事を設計する際に、真っ先に念頭におかねばならぬ、いちばん重要な〝設計の基本思想〟なのです。

　原子力発電所は、これまで「フェイル・セイフ思想にもとづいて設計されているから、万一事故がおきても絶対に安全である」と宣伝されてきました。「原発には原子炉内の放射能を外に出さない〝五重の防護壁〟がある」などと喧伝《けんでん》されてきましたが、それがインチキ宣伝だったことは、きびしい現実によって実証されてしまったのです。原発安全神話を唱えていた原子力御用学者たちは、脳ミソのネジがゆるんだカルト信者にすぎなかったことが証明されたわけです。

「フェイル・セイフの思想」を理解もせずに、原発のように重大な危険性を孕んだ巨大システムに関わったり、妄《みだ》りに〝安全神話〟を唱えている工学者がいるとすれば――というか実際にいるから問題なんだけど（苦笑）――それは一種のカルト狂信者にすぎません。なにしろ「フェイル・セイフ」は物作りに携わる者の基本素養なのですから。

　しかし「フェイル・セイフの思想」は、工学者だけが持つべき心得ではないのです。

　ふつうの人たちだって、自分や、家族もふくめた〝生活設計〟はしているでしょう。「設計」などということばが出てきたから、〝意識の高い一部の市民〟だけがやっているみたいに思えるかもしれませんが、そんなことはない。どんな人だって、たとえ〝その日ぐらし〟の生活をしていても、「きょうはどうやって生きようか」と考えて生きているわけですから、かならず〝生活設計〟はしているのです。

　ふつうの市民は、原発などの災害に対しては、絶対的に〝受け身〟の立場です。絶対的な被害者・受難者の立場なのです。

　そうした立場の一般市民である我々にとって、「フェイル・セイフの思想」とは何か？

　それは、「とりあえず、政府はこれまでウソをついてきたのだから、そんな政府の発表を鵜呑《うの》みにせず、自分なりに〝最悪の事態〟を想定したうえで、〝避難〟を最優先にした防衛策をとる」という考え方であり生活態度である、ということになるでしょう。

　つまり、**危険だと感じたら逃げる**ことです。

　これは今回の原発災害だけの話ではなく、我々の日常生活のなかで、危険な災害から逃れて生きのびるための大原則です。「危ない状況と直面したら、とにかく逃げろ！」という大原則を、心に刻んでおいて下さい。

危ない状況と遭遇したら、とにかく、ただちにそこから逃げましょう。火事でもなんでも、これは基本中の基本の、行動原則です。逃げないでその場にとどまるなら、最悪の、考えてもいなかった被害にあう恐れがありますが、そうした被害にあったとしても、それは自分の責任です。自分が愚かで、災害をナメきっていた応報です……と、あえて警告しておきます。

さて、原発災害の話に戻りますが、今回の原発災害によって、報道などで被災地やさらに全国各地の放射線測定値がしばしば報じられるようになりました。

放射能の量をあらわす「ベクレル」や、曝《さら》された放射線の量（被曝線量）をあらわす「シーベルト」などの測量単位の話は、前章（第2章）の末尾で述べましたが、本書では省略しています。それは、これらの測量単位の説明がやっかいだから、というよりも、むしろ我々一般市民が利用できる放射線測定器では正確な測定値を知るのは困難だし、たとえ正確な測定値を得たとしても「××シーベルトしか測定されなかったから安心だ」などとむしろ〝気休めの理由づけ〟に乱用される危険性が高いし、市販の放射線測定器はたいていγ線しか測れず、β線もいっしょに測れる機種もありますが、α線まで測れる装置はめったにない、という問題もあるからです。原発災害で我々の生活環境にばらまかれた放射性核種はヨウ素とセシウムだけではないのです。α線を出して体内被曝で生体組織におそるべき損傷をもたらすプルトニウムなども、野外環境に放出されました。しかしそれを検出するのは、専門機関のベテラン技術者と精密高価な測定器を用いても容易ではないのです。

……つまり、こうした現実を考えるなら、「ベクレル」や「シーベルト」の数字に一喜一憂するのは、実生活上あまり意味がないことです。むしろ放射能汚染を喜んで受け入れかねない〝人を過ちに導く《ミスリーディング》〟要因になります。我々が心すべきは、つぎのような覚悟でしょう――「生活環境も食糧や飲料水も、すでにすっかり放射能汚染されてしまった。どんなに微量でも健康には有害だ」。

「どんなに微量でも放射線は健康に有害だ」という〝推定《みなし》〟には、猛烈に喰らいついてくる御用学者たちもいます。彼らに言わせれば「ごく微量の放射線の被曝が直ちに有害であると断言する証拠はない。〝どんなに微量でも有害だ〟と見なす想定は、国際放射線防護委員会（ＩＣＲＰ）が安全勧告としてとりあえず出している結論にすぎず、安全原則にもとづく〝フェイル・セイフ〟的な勧告ではあるが〝科学的事実〟ではない」というわけです。おおっぴらに人間をモルモットにして低線量被曝の生体実験をするわけにはいかないので、低線量被曝による放射線障害の問題は、データ不足で未解明な部分が多いことは確かです。生体実験ができないから、これまでは主に広島長崎原爆の被爆者やチェルノブイリ原発災害の被災者たちの追跡調査データを使って、仮説の精緻化を進めてきたわけです。そういうわけで、今回の福島原発災害は、放射線生物学や〝保健物理学〟に携わる世界じゅうの学者たちが、貴重なデータが得られる絶好のチャンスとして注目しているのです。つまり福島県のみならず放射能汚染の顕著な被災地である東北から静岡県あたりまでの数千万人の住民が、〝被曝モルモット〟として狙われているわけです。

「放射線は微量でも危険」という認識を、もっと積極的に否定している学者連中もいます。「ごく微量の毒をあびると生体のむしろ元気になる」現象を指す「ホルメーシス(hormesis)」という専門用語があります。これは元々、古代ギリシア語の「刺激（ホルメー）」に、「状態（～シスス）」という接尾辞がついて出来た造語で、「毒が〝刺激〟になって生体が活発化する」と考えるわけです。「微量の毒がクスリになる」という「ホルメーシス」仮説は一九世紀にドイツの医者や薬学者が唱えはじめたのですが、ドイツでは一八世紀の末にザムエル・ハーネマンという医者が、毒物を水に溶《と》いて極めて薄い（天文学的な薄さ！）水溶液にするとクスリとして使える、という「ホメオパシー」医学を発明していました。これもまた「ごく微量の毒を与えて生体を刺激することで、生体の自然治癒力を引き出す」という考え方の、成立年代からいえば一種の「近代医学」なのですが、しかしホメオパシーは欧米では日本の針灸や漢方薬なみにポピュラーだけれども、日本の医学界主流からはトンデモ扱いで無視されています。「ホルメーシス」仮説は元々、「ホメオパシー」医学を裏づける理論として登場したのです。日本では「ラドン温泉が効験あらたかなのはホルメーシスのおかげだ」などと喧伝して、低線量被曝があたかも健康にいいみたいなデマを振りまいているトンデモ御用学者さえいる始末です。低線量被曝が健康にいいと説く〝ホルメーシス〟仮説の真偽をめぐっては世界的に賛否が渦巻いていますが、概して原発や核兵器の開発に携わっている原子力マフィアの研究者は、この仮説に縋《すが》ろうとする傾向が見られます。日本では原子力御用学者の巣窟である電力中央研究所が、「低線量被曝はむしろ健康にいい！」と説く被曝ホルメーシス仮説の砦のようになっています。そうした学者たちは、低線量被曝で細胞の増殖が活発になることを〝吉兆〟と信じているわけですが、長期的・大局的にみればこの生体反応は、がんや腫瘍を形成していく過程のごく一部かも知れないわけです。だから低線量被曝による細胞の活発な反応を「健康に有益」と直ちに結論づけるわけにはいきません。……しかし、もし仮に「低線量被曝による有益効果」なるものが実在しているとしても、医者の投薬のように〝管理された毒物投与〟（抗癌剤などは端的な例ですが医薬品はたしかに〝毒物〟です）でなく、野放図にばらまかれた放射性物質に曝《さら》されての被曝では、「被曝は健康にいい」などとは絶対に言えないわけです。なぜなら、原子炉内の放射性物質や核燃料が野外に漏れ出して生じている放射能汚染なのだから、その汚染地域に住んでいれば、ホルメーシス仮説を用いるような医学的・薬学的に管理された毒物投与の条件なんてそもそも成り立たないから。放射能ダダもれ状態の汚染環境に放置されている人々に「低線量被曝は健康にいい」と説くのは、「これを使うとストレスがとれるよ」と言いながら麻薬を売りつける〝売人〟と同じくらい犯罪的だということです。

　以上のようなわけで、我々は常識的にこう考えるのが正しい生活態度だということになります――「どんなに微量でも放射線は健康に有害である」。

そうである以上、報道などで伝えられる「〝年間被曝量一ミリシーベルト〟を超える放射能汚染地域」に、もしあなたが住んでいるなら、ただちに安全な場所に移住すべきです。

　日本政府は、今回の福島原発災害に対処するかたちで、「年間被曝量」の限度を本来の一ミリシーベルトから、何十倍にも引き上げました。これは、本来の「一般市民が被曝しても容認できる」限度を、「いまは非常時で、平時の安全基準を守ってはいられないから国民に危険を引き受けてもらう」という政府の冷血政策によって帳消しにして、市民の被曝を黙認するという〝人殺し政策〟に他なりません。

　我々、一般の国民は、政府のこうした場当たり的な〝人殺し政策〟に従う義理はないのです。……それでも政府に妄従してむやみに命をなくしたい人は、どうぞご自由に。

　……とはいえ、やはり高レベル放射能汚染の被災地（これは福島県の原発周辺だけとは限りません）から逃げて、安全な土地に避難移住するという選択をとれない人はたくさんいるでしょう。放射能汚染地域にとどまるかぎり、毎日、放射性物質を呼吸や飲食や皮膚からの接触をつうじて体内にとりこみ続けるわけですから、放射性核種の体内蓄積と体内での被曝は確実に続いていきます。〝被曝予防の三原則〟――死の灰に 寄らず 触れずに 取り込まず」――を生活のなかで常に実行して、生きのびるために奮闘努力するしかありません。

●サバイバル戦略②身体への放射線核種の付着の防止について

居住場所（自宅・職場・学校など）の、放射能で汚染された土壌などを削り取って「除染」するのは重要です。除染作業の際に、土ぼこりなどが皮膚や髪や目についたり口や鼻から吸い込まぬよう、帽子や頭かくしのフード、メガネ、マスク、作業衣、ゴムまたはビニール手袋、長靴の着用は必須です。

土ぼこりが飛ばないように、散水し土壌を湿らせておいたほうがいいですが、散水の際にかえって土ぼこりが舞うのでご注意を。

除染作業で出た「放射性廃棄物」は、人が近寄らない一定の場所に保管すべきです。これは、一家庭でも町内会・自治会でも市町村や県や国でも厳守するべき大原則です。一般ゴミを混ぜてしまうなどといったズサンな始末は、むしろ「放射性廃棄物」をわざわざほじくり出して生活環境に投入しているに等しく、放射能汚染からの逃げ道を自分でふさいでしまうことになるからです。これは自殺行為に等しい……。

放射能レベルの高い汚染土砂をビニールシートで覆っただけで野外に置く場合、万一、一カ所でもシートに破れがあったり、中から土砂がはみ出ていると、汚染土砂が風に吹かれて野外に拡散するのでご注意を。除染したつもりでいても、これではわざわざ汚染物質をかき集めて、生活環境にばらまいているという、当初の目的とは正反対の愚行になってしまいます。

ところでふつうに生活していても、野外に出れば、土ぼこりもかぶりますし、都市部や自動車の往来がさかんな場所だと煤塵もかぶります。ついでにいえば、インフルエンザなどが流行している時期なら、ウイルス粒子をふくんだくしゃみの飛沫なども、頭髪や顔面や衣類に付着するわけです。

新型インフルエンザ騒動のときに、空港職員などがマスクをつけただけの格好で〝警戒〟している光景をテレビニュースでみて、苦笑してしまいました。ウイルスであれ放射性物質であれ、鼻や口からじかに体内に入る可能性にはもちろん警戒すべきですが、頭髪や顔面や衣服に付着し、それをあとで吸い込んだり触ったりして、体内に入る恐れもある。そうしたリスクに真剣に対応しようとすれば、マスクだけでは不十分です。

わたしがお勧めしたいのは、イスラム世界の女性たちが着用しているような〝頭巾〟のたぐいです。「頭巾《ずきん》」と言ってしまうと、なんだかカッコワルイように聞こえますが、イスラム世界の女性たちがまとっているヒジャーブ（＝スカーフ）やブルカ（＝顔も完全にかくして目だけ出している頭巾）の多くは、きわめて美しく、おしゃれな装いです。イスラム教では女性は家族以外の男に顔を見せてはならないと教えています。美しい顔を男にさらすと、男がみだりに欲情するから……という理由によるものです。一九世紀末のエリザベス王朝時代のイギリスでは、「女性は足を見せると男が欲情するので足を出してはいけない」というむやみに厳しい道徳がはびこり、ピアノの脚まで覆いがかけられて隠されたものでした。「みだりに煽情を催すもの」とは、定義上、「猥褻《わいせつ》物」に他ならないわけで、一九世紀イギリスでは女の足は猥褻物だったし、イスラム教では女の顔が猥褻物あつかいされている、というわけです。

それはともかく、アラブの人たちが布で頭や顔や首をおおう、という衣裳文化は、預言者ムハンマドがイスラム教を唱えはじめた西暦七世紀始めよりも、はるか昔から存在していたでしょう。砂漠の砂嵐や照りつける陽光から身体を守るには、もっとも理にかなった装いなのですから。

理論上は、スカーフで頭部を覆っている女性は、インフルエンザのウイルス粒子が付着するリスクが低いはずですから、インフルエンザにも罹《かか》りにくい、と考えられます。この憶測を裏づける調査結果をしらべてみましたが、スカーフ着用女性のほうがインフルエンザの罹患《りかん》率が高いという報告も出ています。その報告論文では理由までは考察していなかったのですが、最もありそうな理由は「そとでウイルス粒子を付着させたスカーフを、洗わずにそのまま着用しつづけた」からだと思われます。ウイルスであれ有害化学物質であれ放射性物質であれ、頭巾をかぶれば直接的な接触や吸入を避けることができますが、安全な場所ですみやかに脱いで、除染するか廃棄せねばなりません。先ほど「除染作業」のところで列挙した必須の服装についても同じことが言えます。

除染作業で着用した手袋（布手袋は危険なのでゴムかビニールの手袋を着用すべし）は、作業が終わったら廃棄するのが望ましいでしょう。長靴その他の衣類も、玄関先で脱いで、家の中に持ち込むべきではありません。そしてかならず洗剤いりの水で洗って、汚れを洗い流すこと。これも素手で行なわずに、ゴム手袋を着けることをお勧めします。
外出の際に着用した帽子とかスカーフなども、そのたびごとに洗って、毎回きれいなものを、とっかえひっかえ着用することをお勧めします。

●サバイバル戦略――食養生について

食養生――すなわち「正しい食事をして生命《いのち》を養う」こと――は、サバイバル戦略③「**体内への放射性核種の取り込みの防止**」と④「**体内残留・放射性核種による体内被曝損傷を阻止する**」の両方をいっぺんに行なう〝生きのびるための総合戦略〟に他なりません。

放射線被曝とそれによる生体損傷および健康障害を防ぐ、という観点からみると、食養生にはつぎのような効用が期待できます。

③-１　**〝易蓄積性・放射性核種〟**（体内に蓄積しやすい放射性核種）**の細胞取り込みを阻止する　〝拮抗性・安定物質〟の先制的摂取**（ヨウ素131の甲状腺蓄積を阻止する安定ヨウ素剤や海草類を先んじて摂取するなど）

③-２　**放射性核種の体内での吸着・排泄を促す物質の摂取**（放射性金属元素を吸着排泄するキレート剤や、海藻アルギン酸・果実ペクチンなどの食物繊維の攻勢的摂取）

③-３　**大小便の〝お通じ〟の改善**（運動や睡眠などの生活習慣、水・コーヒー・茶・ビールの積極的飲用や食事へのオリーブオイル少量添加など）

④　**食品中の〝抗酸化《アンチオキシダント》〟が、放射線で体内に生じるフリーラジカルを消去する**

ここでまず、具体的に、「放射線障害を予防する食べ物」としてにわかに注目されるようになった「海藻入り味噌汁」の効用を見ておきましょう。

福島原発災害のあと、日本でも知られるようになりましたが、「海藻入り味噌汁」に放射線障害に対する防護効果があることは、長崎で原爆の直撃をうけながら「穀物菜食長寿法《マクロビオティック》」で自らの放射線障害を克服し、そればかりか正しい食養指導で患者や医療スタッフたちも原爆症から守り抜いた秋月辰一郎医師が、ご自身の思想と実践にもとづいて、唱えてきたのでした。

今回の福島原発災害が起きるまで、大多数の日本国民は被爆や放射線の恐ろしさをすっかり忘れており、日本や世界各地の核爆弾の被災者や（広島・長崎の被爆者だけでなく、米国やイギリスやフランスの核実験の犠牲になった太平洋の島々の住民や、オーストラリアの砂漠に追われた先住民や、サハラ砂漠のアルジエリアの住民や、旧ソ連や中国の核実験の犠牲になった辺境地帯の住民たちなど、核実験の被災者は世界じゅうにいるのです）、原発事故の被災者の苦しみは、日本では無視されてきたも同然でした。しかし日本の国民が呆けていたけれども、チェルノブイリ事故が起きるとヨーロッパのエコロジストたちは秋月医師の食養生に注目して、「海藻入り味噌汁」による放射線防護を積極的に取り入れたのでした。今回はその知識と実践が、ヨーロッパから逆輸入されたわけです。

味噌はネズミ（ラットやマウス）を使った動物実験で、放射線防護作用が確認されています。日本から海外に発信されている英字新聞（『ジャパンタイムズ』紙）はチェルノブイリ原発災害から二年後（一九八八年九月二十七日）に、広島大学による味噌汁の研究成果をこう報じていました――

味噌は放射線被曝の治療に有望
研究チームが報告、ラットの臓器や筋肉から
放射性元素を排泄させる効果が大豆に

（*The Japan Times*, Sept. 27, 1988, National News）

広島（共同通信）――原爆の放射能を研究している科学者チームが、日本の伝統的な調味料である味噌に、体内の放射性物質の排泄を促すばかりでなく、放射能による臓器の炎症を抑える効果があることを発見し、先日この知見を発表した。

味噌は、大豆で作った〝練りもの《ペイスト》〟であるが、一九四五年に広島と長崎に原爆攻撃を受けた直後から、この食品にはこうした放射線防護効果があることが、さまざまな科学者たちによって語られてきたことなのである。

けれども広島大学原爆放射能医学研究所の研究チームによれば、味噌の放射線防護効果が科学的に立証されたのは、今回が初めてだという。

同研究チームの伊藤明弘氏は、味噌がどのようなメカニズムで体内の放射性物質の排泄を促しているのか、さらに究明を進めたいと述べている。

この実験は、生後四週齢のオスとメスのラットを使って行なわれた。

これらの被験体ラットは二つのグループに分けられ、一方のグループには乾燥させた赤味噌をまぜたエサを与え、もう一方のグループには通常のエサを与えた。

これらのエサを一週間与え続けたのち、それぞれのラットの胃の中に放射性物質であるヨウ素１３１とセシウム１３４を注入した。

これらの放射性物質は、〔ウランの核分裂によって〕二次

的に生み出される放射性元素であり、原子炉事故などの際に環境中に放出されるが、ヨウ素131は体内に吸収されると甲状腺に蓄積する性質があり、体内に残留したヨウ素131は大部分が甲状腺に集中する。一方、セシウム134は筋肉と腸管に蓄積する。

研究チームは、これらの放射性物質をラット〔の胃のなか〕に注入してから、三時間後・六時間後・一二時間後・三四時間後に、血中や甲状腺などにどれくらい残留しているか、その量を測った。

甲状腺での〔放射性物質の〕蓄積量は、両方のグループのラットに違いが見られなかった。だが実験〔＝放射性物質の胃への注入〕開始から三時間後と六時間後の測定で、味噌をまぜたエサを食べさせたグループのラットは、血中のヨウ素131の量が、味噌なしのエサを与えたグループのわずか半分になっていた。

味噌の効能は、腎臓・肝臓・脾臓《ひぞう》でも確認できた。どちらのグループのラットも、血中などの放射性セシウムの量は同じだったのだが、報告によれば味噌をまぜたエサを与えたラットのほうは筋肉の放射性セシウムが大量に排泄されていたという。

ほかにも、両グループのラットを、半数致死量に相当する大量の放射線に被曝させて、核爆弾に被爆した場合の味噌の効能を、実験的に調べてみた。

両グループとも、被爆をうけたラットの八〇パーセント以上が一週間以内に死亡したが、味噌入りエサを与えたラットのほうが、放射線被曝で生じる炎症が概して少なかった。

この結果から、味噌が体内の循環系と代謝系を活性化させることが判った、と研究チームは指摘している。

『体質と食物』という本のなかで、長崎の聖フランシスコ病院の秋月辰一郎医師は、原爆被害者たちを診療した医者たちに〔被爆の〕後遺症が出なかったのは海藻入りの味噌汁を飲んでいたからである、と述べていた。

チェルノブイリ原発事故のあと、この本が翻訳されてヨーロッパで広く読まれるようになり、ヨーロッパの国々は先を争って日本から味噌を輸入し始めた。

それがきっかけで東京の味噌の調査団体が広島大学の伊藤氏のチームに、味噌と放射能の関わりについて研究を依頼したのであった。

広島大学のサワダ・アキヒロ氏〔訳注――正確な漢字表記不明のため英語原文からカタカナ翻訳した〕は、味噌に蛋白質と〔有用〕細菌《バクテリア》が含まれている点を指摘し、これに〔放射能を持たないヨウ素127という安定した〕ヨウ素が含まれている海藻の効果も加わって〔食べることで放射線防護に役立つという」数々の効能が生じているのかもしれない、と述べたうえで、味噌がどのような働きかけをして、体内に入りこんだ放射性の微粒子を排泄させているのか、解明を進める必要があると語った。

この報道からさらに二年後に業界紙が、広島大学の研究がさらに発展していることを次のように報じました――

みそ常用者は放射線に強い
5倍もの防御作用
広大で解明

（『日刊工業新聞』一九九〇年七月二十五日付・五面）

【広島】「みそを常用していれば放射線に対する防御作用が働き、被ばくしてもダメージが比較的少ない」との実験データが広島大学原爆放射能医学研究所（広島市南区霞一ノ二ノ三、☎〇八二（251）一一一一）の渡辺敦光助教授（放射線誘発がん研究部門）らの研究で明らかになった。この成果を二十五日、同研究所で開かれる第十五回中国地区放射線影響研究会で発表する。

渡辺助教授らが実験したのは、X線をマウスに全身照射した時の小腸の腺窩（せんか＝幹細胞のあるところ）の再生状況。X線の照射後三日間で、壊れた腺窩がどの程度再生したかを、みそ食投与マウスと非みそ食投与マウスの比較で調べた。

実験は市販の乾燥赤米みそをエサに混ぜた一〇％のみそ食を一週間前からマウスに投与。このマウスに六グレイ（六〇〇ラド）から一二グレイ（一二〇〇ラド）のX線を照射して三日後にと殺、腺窩の個数を調べた。

その結果、線量一〇グレイの場合、非みそ食投与マウスは正常時一一二個の腺窩が被ばくで一二・七個まで減ったのに対し、みそ食投与マウスは五二・六個止まり。腺窩の生存率（再生率）は非みそ食マウスの〇・一に対し、〇・五二と五倍も防御作用があることが確認された（図参照）。

これについて渡辺助教授は「一週間前からのみそ食常用マウスは、高線量のX線を浴びても放射線に対する防御作用が働くので、低い放射線を浴びた程度のダメージしかないことが分かった」という。半面、被ばくしてからみそ食を投与し始めても、防御機能の効果は全く認められなかった。

広大原医研はこれまで、みそのがん予防効果に関する実験で内部被ばくによる体外排せつ作用、肝臓がんの予防機能を確認済み。引き続き、大腸がん、胃がんとみその関係、放射線被ばくによるみそと高血圧の関係について研究を進めており、今秋から来年にかけて実験結果をまとめる予定。

味噌汁に具材として入れる海藻にも、放射性核種の除去効果があります。核兵器の軍拡競争が真っ盛りだった冷戦

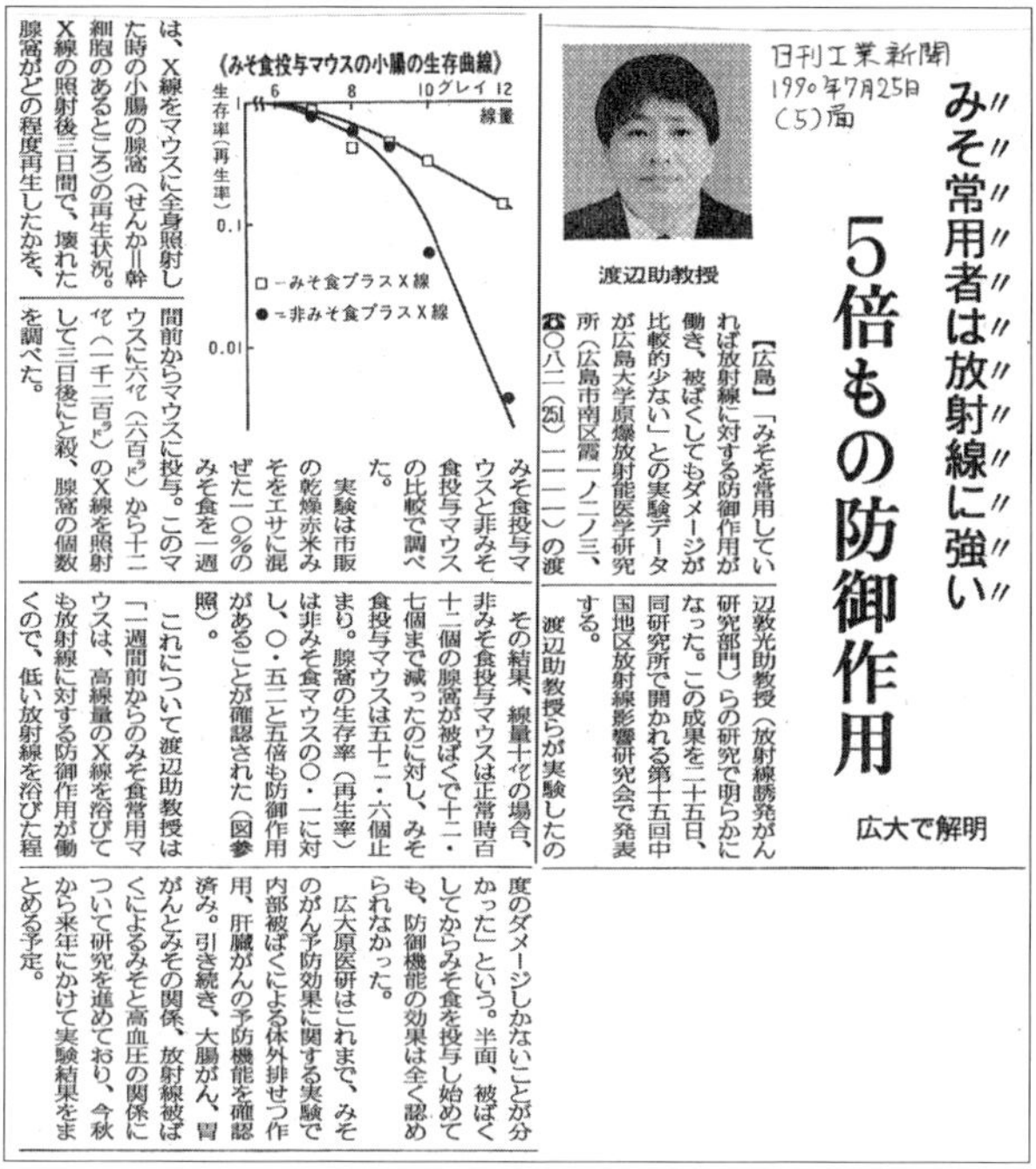

日刊工業新聞
1990年7月25日
(5)面

みそ常用者は放射線に強い
5倍もの防御作用
広大で解明

渡辺助教授

【広島】「みそを常用していれば放射線に対する防御作用が働き、被ばくしてもダメージが比較的少ない」との実験データが広島大学原爆放射能医学研究所（広島市南区霞一ノ二ノ三、☎〇八二（251）一一一一）の渡辺教光助教授（放射線誘発がん研究部門）らの研究で明らかになった。この成果を二十五日、同研究所で開かれる第十五回中国地区放射線影響研究会で発表する。

渡辺助教授らが実験したのはみそ食投与マウスと非みそ食投与マウスの比較で調べた。

実験は市販の乾燥赤米みそをエサに混ぜた一〇％のみそ食を一週間前からマウスに投与。このマウスに六グレイ（六百ラド）から十二グレイ（一千二百ラド）のX線を照射して三日後に殺、腺窩の個数を調べた。

《みそ食投与マウスの小腸の生存曲線》

は、X線をマウスに全身照射した時の小腸の腺窩（せんか＝幹細胞のあるところ）の再生状況。X線の照射後三日間で、壊れた腺窩がどの程度再生したかを、

その結果、線量十グレイの場合、非みそ食投与マウスは正常時百十二個の腺窩が被ばくで十二・七個まで減ったのに対し、みそ食投与マウスは五十二・六個止まり。腺窩の生存率（再生率）は非みそ食マウスの〇・一に対し、〇・五二と五倍も防御作用があることが確認された（図参照）。

これについて渡辺助教授は「一週間前からのみそ食常用マウスは、高線量のX線を浴びても放射線に対する防御作用が働くので、低い放射線を浴びた程度のダメージしかないことが分かった」という。半面、被ばくしてからみそ食を投与し始めても、防御機能の効果は全く認められなかった。

広大原医研はこれまで、みそのがん予防効果に関する実験で内部被ばくによる体外排せつ作用、肝臓がんの予防機能を確認済み。引き続き、大腸がん、胃がんとみその関係、放射線被ばくによるみそと高血圧の関係について研究を進めており、今秋から来年にかけて実験結果をまとめる予定。

さなかの一九六八年にカナダ医師会の学術雑誌に、海藻による放射性ストロンチウムの除去効果についての研究報告が載りました。それをここに紹介しておきます（次頁の表5参照）。

味噌の放射線防護作用を見さだめる研究には、マウスやラットのようなネズミが使われました。ネズミとヒトは、からだの大きさだけでなく生理学的にも微妙に異なっているので、一般的にいえばネズミで得た実験結果をヒトにそのまま適用するわけにはいきません。

放射線の影響についていえば、ネズミはヒトよりも耐久

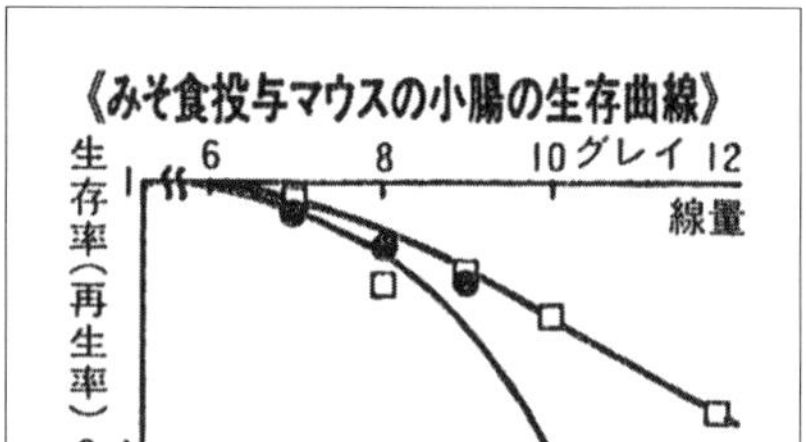

1990年７月25日付『日刊工業新聞』５面掲載記事「みそ常用者は放射線に強い」で示されていた、「みそ食投与マウスの小腸の生存曲線」グラフ。

表5 海藻に含まれるアルギン酸には、放射性ストロンチウムが腸管から吸収されるのを阻止する効果がある

海藻の種類	ストロンチウムが骨に取り込まれるのをどれだけ阻止できたか(%)
① 乾燥させた海藻からの抽出物で測定した	
Ascophyllum nodosum〔北欧北極圏に生育するヒバマタ褐藻〕	58
Fucus endentatus〔ヒバマタ褐藻〕	51
Focus vesiculosus (Bladderwrack)〔ホンダワラのように気泡を持つ褐藻〕	70
Laminaria digitata (Kombu)〔コンブ〕の葉	44
Laminaria spp., unidentified small plant (Kombu)〔小振りのコンブ〕	57
Nereocystis leutkeana〔太平洋・南極海の巨大コンブ〕の葉	44
② 乾燥していない海藻からの抽出物で測定した	
Alaria marginata (a)〔クシロワカメ〕	3
Egregia menziesii〔エリマキコンブ(Feather Boa Kelp)〕	74
Hedophyllum sessile (a)〔北米西海岸のコンブ〕	35
Hedophyllum sessile (b)	26
Laminaria spp., unidentified narrow blades (Kombu)〔葉が薄いコンブ〕	34
Macrocystis pyrifera (Giant Kelp)〔「オオウキモ」「ジャイアントケルプ」と呼ばれるコンブ〕	80
Nereocystis leutkeana (a)〔太平洋・南極海のコンブ〕	69
Pelvetia spp.〔エゾイシゲのような褐藻類〕	50
Postelsia palmaeformis〔北米西海岸のコンブの一種で「シーパーム」と呼ばれる〕の茎から抽ヒ	26
③ 乾燥させた海藻を酸で漬けて得た抽出物で測定した	
Alaria marginata (b)〔クシロワカメ〕	60
Costaria costata〔「スジメ」コンブ〕	63
Laminaria digitata〔マコンブの仲間〕	60
Nereocystis leutkeana (b) (Bull Whip Kelp)〔太平洋・南極海の巨大コンブ〕	54

出典: Canadian Medical Association Journal, 1968

性があります。たとえばネズミに代表される齧歯《げっし》類の動物は体内でビタミンCを生合成できますが、ヒトは自分でビタミンCを作り出せないので食物から摂取せねばなりません。このビタミンCは、放射線被曝などで体内に生じるフリーラジカルを消去するうえで決定的な化学物質なのですから、その点だけを考えても、ネズミのほうが被爆に強いわけです。

しかしネズミの実験で得られた結果を、我々は日々の生活に活かすことができるのです。たとえばビタミンCのような抗酸化剤や、フリーラジカルの除去に役立つ食品を積極的に摂取することで、味噌汁の効用を最大限に利用することができるでしょう。

海藻にはヨウ素が含まれています。しかしその量はごくわずかです。ヨウ素は昇華して気体になりやすく、水には溶けにくいですが、ヨウ化カリウム水溶液にはよく溶けます。ちなみにヨウ素をアルコールに溶かしたものが「ヨードチンキ」で、ヨウ素とヨウ化カリウムをいっしょにグリセリンで溶かしたものが「ルゴール液」です。放射性ヨウ素は、β線やγ線を出しながら原子核が壊変していくという性質のほかには、ふつうのヨウ素と化学的性質は同じですから、これが原発などから漏れ出た場合は、まずもって空気に溶けた放射性のヨウ素ガスを吸い込むことになります。ヨウ素は甲状腺ホルモンをつくる原料になるので、人体に吸収された放射性ヨウ素は甲状腺にいちじるしく蓄積されるわけです。

甲状腺に放射性ヨウ素を貯め込まないようにするには、あらかじめ、放射性をもたない〝安定ヨウ素〟を体内に取り込んで、蓄積しそうな場所にめいっぱい貯め込んでおけばいいわけです。この戦略を具体化したのが、「安定ヨウ素剤」に他なりません。

つまり「安定ヨウ素剤」は、放射性ヨウ素を体内に取り込むまえに、必要十分な量だけあらかじめ摂取しておかねばなりません。原発事故で放射性ヨウ素が生活環境に入り込んでしまってから飲んでも、効果はないのです。それに「安定ヨウ素剤」は、放射性ヨウ素の体内蓄積の阻止にしか効果がないわけですから、セシウムやウランやストロンチウムやプルトニウムなど、他の放射性核種の体内蓄積を阻む効果はまったく期待できません。

今回の福島原発災害は、発生直後に、少なくとも周辺住民に「安定ヨウ素剤」をすみやかに飲ませるべきでしたが、政府も福島県もそれを怠り、膨大な数の被曝者をいたずらに生み出しました。政府と、直接の主犯である東京電力は、事故を起こした原発からどんな核種がどれほど放出され、それが野外にどう拡散していくかを、予測もふくめてすみやかに発表すべきでしたが、それも行なわず、しかも情報を隠しとおして、東北から信越地方や南関東、中部地方にまで及ぶ東日本の広域を放射能で汚し、いたずらに数千万人を被爆の危険にさらしました。本来なら、これらの数千万人も「安定ヨウ素剤」の配布対象であったはずです。

いまさら恨み言を言っても始まりません……と言ってはおれません。この責任は徹底的に追及せねばなりません。原発災害の直後から今現在まで、我々は放射性ヨウ素をあびて被爆をこうむり続けているのですから。

物理的な半減期がたかだか八日であると喧伝されてきたヨウ素131にしても、いまだに検出されているわけですから、核分裂によって新たに生じた放射性核種が野外にそのままダダ漏れし続けているのでしょう。

放射性ヨウ素の環境放出が、三月の原発爆発火災の時だけで終わっていたなら、「いまさら安定ヨウ素剤を飲んでも間に合わない」と言い切れるのでしょうが、現実には、放射性ヨウ素のような核分裂生成物が、今でも新たに生み出されて日々あらたに野外に放出されている。……そうだとすれば、我々は体内に新たな放射性ヨウ素が蓄積しないよう手だてを講じるべきでしょう。

現代の日本では、穀物菜食を中心とした質素な食事はすっかり廃れてしまいました。味噌汁を毎日飲んでいる家庭がどれほどあるでしょうか？　従来は「日本は海産物にめぐまれた国だから国民はヨウ素を食事から十分に摂取しており、中国などの大陸内部に住む〝海を知らない人々〟に比べれば、放射性ヨウ素の体内蓄積は起こりにくい」はずだと信じられてきましたが、いまやこの〝常識〟は通用しません。特に、味噌汁なしの生活習慣のなかで育った若い親たちの家庭で、いま育ちつつある子供たちなどは、ことによるとヨウ素が欠乏気味かもしれないのです。ですから、放射性ヨウ素の被曝対策として、日常的に〝海藻入りの味噌汁〟を飲むという生活習慣をいまから開始しても、まだまにあうという希望はあります。

……ただし、味噌であれ、海藻であれ、味噌汁につかう飲料水であれ、出汁《だし》をとったり具材でもちいる野菜や魚や肉などが、放射能で汚染されていては意味がありません。放射能公害の被災地の産品をさけて、汚染圏外の産品をつかうべきです（放射能公害の被災地の農業・畜産業・漁業や、食品流通加工業界を救うには、汚染産品を買ったり食べたりして「応援」するのではなく、東京電力と政府が汚染産品を買い上げたり休業補償や損害賠償を行なうよう、全国民規模で国民運動を起こすのが正しい道であると、わたしは考えます）。

海藻のアルギン酸は、食物繊維の一種ですが、このほかにも果実のペクチンのように、体内の放射性核種を効果的に排泄する食物繊維はいろいろとあります。果実のペクチンは、チェルノブイリ原発災害の被災者たちに、被災国ベラルーシで放射性物質の排泄促進剤として積極的に活用されています。

放射線の体内被曝および、被爆で生じるフリーラジカルによる生体損傷を阻止する食物や栄養素は、じつは「老化抑制《アンチエイジング》」や「大小便の便通促進」のためにふつうに利用されているものなのです。「放射能対策」だからといって、特に目新しいものではありません。

ちなみに〝放射線被曝から身を守る食べ物〟として、他の文献で紹介されている品目を列挙してみました。

『放射性物質から身を守る食事法』（富永國比古著、河出書房新社）――**天然塩、味噌、穀菜果食、未精白穀物、野菜・果物ジュース、ビタミンA・C・D・E・K、植物性化学物質《ファイトケミカル》、各種ミネラル**（亜鉛・セレン・カルシウム・カリウム）、**各種の栄養サプリメント**（乳酸菌・ラクトフェリン・ビール成分・梅エキス抽出物・イノシトール・フコイダン・ベータカロテン・グルタチオン・銀杏葉エキス・スピルリナ・レスベラトロール・ケルセチン・タンニン・アルファリポ酸・カルニチン・ペクチン・含硫アミノ酸・ベータグルカン・クロロフィル・朝鮮人参・ミネラル含有の熱処理した酵母・イソフラボン・ゲニスタイン・メラトニン）、**安定ヨウ素剤、活性水素水**。

『*Nutrients for Radiation Protection*（被曝を予防する栄養素）』（ビバリー・セング著、ウェブサイトURLは後述）――**ビタミンCとE、必須脂肪酸DHA、各種ミネラル**（ヨウ素・セレニウム・カルシウム）、**有用微生物《プロバイオティクス》**（〝善玉〟の腸内細菌）、**メラトニンの栄養サプリメント、ハーブ類**（ミント・レモンバーム・クルクミン・朝鮮人参・ショウガ・ローズマリー・ゴツコラ）、**海草類、炭酸水素ナトリウム、林檎ペクチン、さとう大根**（ビート）、**ほうれん草、グレープフルーツ、あんず**（アプリコット）、**黒ブドウ、印度酸塊《インドスグリ》**（アムラ）、**芥子菜**（マスタードグリーン）、**葉鶏頭《はげいとう》**（アマランサス *Amaranthus gangeticus*）。〔原文 http://its-alimentary.com/articles/Radiation Protection English.pdf 日本語抄訳 http://its-alimentary.com/articles/Radiation Protection Japanese.pdf〕

じつに多種多様。おびただしい種類です。ですが、これらの食品も、けっきょくは先ほど列挙した、放射線被曝から身体を守るための食品の四条件を満たすものに他ならないわけです。

その四条件を再確認しておきましょう。

③-1 **〝易蓄積性・放射性核種〟**（体内に蓄積しやすい放射性核種）**の細胞取り込みを阻止する〝拮抗性・安定物質〟の先制的摂取**（ヨウ素131の甲状腺蓄積を阻止する安定ヨウ素剤や海草類を先んじて摂取するなど）

③-2 **放射性核種の体内での吸着・排泄を促す物質の摂取**（放射性金属元素を吸着排泄するキレート剤や、海藻アルギン酸・果実ペクチンなどの食物繊維の攻勢的摂取）

③-3 **大小便の〝お通じ〟の改善**（運動や睡眠などの生活習慣、水・コーヒー・茶・ビールの積極的飲用や食事へのオリーブオイル少量添加など）

④ **食品中の〝抗酸化《アンチオキシダント》〟が、放射線で体内に生じるフリーラジカルを消去する**

この四条件のいずれかにかなう食品はいろいろとあるわけで、それを組み合わせて食べることで、被曝を避け、被曝による健康障害を抑え込むことが可能になるわけです。

先ほどの、他の文献に出ているような〝放射線被曝から身を守る食べ物〟を、あれこれと買い集めて食べるのは経済的にも手間も大変な負担になりそうです。しかし、我々はもっと無理のない、かんたんな〝サバイバル術〟を選べばいいのです。つまり、長崎原爆の直撃を生きのびた秋月辰一郎医師のように、たとえ質素でもバランスのとれた食事をすればいいのです。

原発災害で放射能汚染をこうむった地域の産品は、汚染への疑惑がぬぐえません。かといって、さまざまな輸入産品にすがるなら、殺虫剤や殺菌剤、ポスト・ハーヴェスト農薬（＝農産物の輸送や貯蔵中のカビや腐敗を防ぐために収穫後に散布する農薬）にまみれた輸入生鮮食品を食べることになるでしょう。放射能被曝を避けるために農薬まみれの輸入食品にすがるなら、本末転倒でしょう。ですから、無理なく入手できる食べ物で、できるだけ日本の庶民の古き良き〝穀物菜食〟の習慣を大事にする食事をしていくことが肝要でしょう。

体内被曝による放射線障害の大きな元凶は、放射線が生体組織を通り抜けるときに生じるフリーラジカルです。細胞内の水分などと反応して生じるフリーラジカルはビタミンＣで効果的に除去できますし、脂質と反応して生じたフリーラジカルはビタミンＥで除去できます。ビタミンＥはフリーラジカルを退治した際に、自らもフリーラジカルに変質するのですが、これはそばにビタミンＣがあれば、そのビタミンＣの働きでただちに元のビタミンＥに戻ります。そういうわけでビタミンＣとＥはフリーラジカル除去の基本とみなすべき栄養素なのですが、むずかしいことを考えずに、市販の総合ビタミン剤を毎日、少なくとも指定された用量どおり飲んでいれば効果はあるはずです。ビタミンの健康増進効果がくわしく解明されるようになったのは、わりと最近のことでして、それまでは「健康な人はとくにサプリメントを飲む必要などない」などと軽んじられてきましたが、考え方をあらためて、適切に利用する態度が大切なのです（念のために言っておきますが、わたしは製薬会社や健康食品産業の〝まわし者〟ではありません。ビタミンであれ他の栄養素であれ、むやみに高いサプリメントを買ってまで飲む必要はない、と思っています。基本的な栄養サプリメントなどは、本来、製造コストがそんなに高くはないのですから、無理のない値段のビタミン剤などを用いるべきだと思います）。

　フリーラジカルによる生体組織の損傷は、さまざまな病気の原因になっています。それればかりか老化の重大な要因でもあります。だから「老化抑制《アンチエイジング》」について書かれた一般読者向けの本などの、食事案内がそのまま〝放射線障害の抑制〟に役立ちます。書店や図書館にいけばそうした本とたくさん出会えるので、「アンチエイジング」のつもりで食事や栄養や、生活態度の改善を心がければ、それがそのまま放射能汚染を生きのびる暮らし方になるのです。

　本書の最後に、役に立ちそうな参考図書のリストを掲げておきましょう。

　本書をお読みになり、放射能汚染された生活環境のなかで生きのびることが、基本的にはそんなに難しいことではないことをご理解いただけたかと思います。もちろん、何度でも言いますが、汚染地域から避難することが最善の、そして根本的な解決策です。しかしたとえ避難できない境遇であっても、悲観することはないのです。

「死の灰に 寄らず 触れずに 取り込まず」という〝被曝予防の三原則〟にもとづく生活をしながら、フリーラジカルを除去する食物や栄養サプリメントをじょうずに利用すれば、むやみに被曝することなく、生きのびていけるでしょう。

　生きのびましょう。まだ、まにあいます。

　生きのびて、この放射能公害を引き起こした連中の責任を、命がけで追及していきましょう。

【参考資料】チェルノブイリ原発事故をめぐる現地資料

あなたと、お子さんを放射線からどうやって守るか——親のための手引き

V・I・バビェンコ著

【訳者解題】

ロシアとその周辺諸国がまだ「ソヴィエト社会主義共和国連邦」（略称・ソ連邦）というひとまとまりの「連邦」を成していた二〇世紀の末、すなわち一九八六年に、ソ連邦の西端の国ウクライナにあるチェルノブイリ原発が、爆発事故をおこして、世界的規模の放射能災害に発展しました。

これにより、ウクライナとともにソ連邦の西はずれにあり、ウクライナの北側に隣接する国・白《ベラ》ロシア（ベラルーシ）にも、チェルノブイリ原発から放出された大量の〝死の灰〟（放射性物質）が飛んできて降りそそぎ、国土は深刻な放射能汚染をこうむりました。

ベラルーシでは、〝死の灰〟による放射能の汚染から国民を守るために、「ベラルーシ放射線安全研究所」（略称・ベルラド（Белрад））が中心となり、汚染防護の対策が始まりました。

ここに紹介するのは、ベルラド（http://www.belrad-institute.org）が発表した『あなたと、お子さんを放射線からどうやって守るか——親のための手引き』（Как защитить себя и своего ребёнка от радиации : Пособие для родителей）という文書の全訳です。執筆したのは同研究所のV・I・バビェンコ博士（Бабенко В・И）。なお、この邦訳はロシア語文献の全訳なのですが、原文の末尾に列挙されているベラルーシ共和国内の「地域放射線管理センター（МЦРК）」所在地一覧は、日本に住むわれわれが直接利用するものではないので、邦訳では割愛させていただきました。

元の文献には、いつ発表された文書か記されていませんが、文章をよむと西暦二〇〇〇年以降、つまりこの一〇年ほどのあいだに発表されたものだとわかります。つまりチェルノブイリ原発事故の発生から一五年以上も経過した時点で、この

冊子が出ていたわけで、原発の重大事故による放射能汚染は十年やそこらじゃ到底〝終結〟するものではないことが、わかります。

なお、この「手引き」の結論は、「あなたがお住まいの地域の保健所や〝地域放射線管理センター〟で、食品の放射能汚染を検査してもらえます」というものになっています。ベラルーシでは「地域放射線管理センター」での放射能汚染検査は無料とのこと。……けれども、これと同じことを日本政府に期待できるでしょうか？

これまでの放射能被災民を無視した政府や地方自治体の対応をみれば、ベラルーシなみの対策を日本政府に期待するのは困難のようにも思えます。しかし食品の放射能汚染への不安をぬぐい去り、日本の国民が安心して暮らせるようにするには、個々の人々が最寄りの保健所などに食品を持ち込んで、それを無料で放射線計測してくれる体制を、日本政府に作らせるしかないでしょう。

市販の「放射線測定器」を一般市民があわてて購入しても、測定器の精度などが不十分だったり、市民だって放射線測定の訓練を受けたわけじゃないから、「測定器」がいちおうの「測定値」を表示したとしても、それが信頼できるものなのかは一概に言えません。だから、個人では購入できない高額の放射線測定装置を行政が責任をもって備え、個々の国民の求めに応じて無料で食品の放射能汚染検査をおこなって、嘘いつわりのない測定値を国民に提供するのは、政府の義務です。すくなくとも、日本もベラルーシなみの放射能汚染測定サービスを、政府が責任をもって実施すべきです。

われわれ国民は、嘘いつわりのない放射能汚染の実態をきちんと知る権利があります。そして放射能汚染の身近な現実を知ったうえで、被曝を避け、被曝量をできるかぎり最小限に抑えたうえで、栄養その他の方法で、放射線被曝による健康被害をできるだけ最小限にとどめて、生きのびねばならないのです。

1. 何が起きたのか？

世界じゅうのすべての国と人びとの、一人ひとりの暮らしと家族生活に大きな衝撃をおよぼすような事件が起きて、その結果、長い年月にわたって、社会的にも政治的にも経済的にも、わたしたちの暮らしを根本から変えてしまうことが、ときとして起こるものです。

そうした事件は、人生の良き転機となることもありますが、悲劇をもたらすこともあります。最近の例でいえば、一九四一年六月二十二日に勃発した大祖国戦争〔＝「第二次世界大戦」における、特にナチス・ドイツとの戦争を指す、ロシアでの呼称〕のような、つらい試練がありました。しかしベラルーシに暮らす多くの家族にとって、悲劇の日とは一九八六年四月二十六日に他なりません。

なにしろチェルノブイリ原子力発電所で、科学技術がこの世にもたらした世界最大の災害が起きてしまい、ベラルーシのすべての住民の人生を、根本から変えてしまったのです。

チェルノブイリはすでに何千人ものベラルーシ国民の生命を奪い去りました。そしていまも子供や大人たちの健康を脅かしつづけています。

チェルノブイリ原発災害がもたらした数多の困難を解決するために、経済と政治のしくみをすっかり変え、国家予算の大部分を被害軽減の対策に投入して、一三万五〇〇〇人にのぼる被災者を放射能汚染地域から安全な地域に移住させ、チェルノブイリ災害についてちゃんとした調査研究ができるようにするため、大学や研究機関の研究体制を作り直さねばなりませんでした。

五四カ所のコルホーズ〔＝旧ソ連時代の集団農場〕とソフホーズ〔＝旧ソ連時代の国営農場〕では、のべ二三六万四〇〇〇平方キロメートルから収穫した農産物が、廃棄処分に追い込まれたのでした。

林業にも甚大な被害が及びました。つまり、ベラルーシ共和国で、程度の差こそあれ、チェルノブイリ原発災害の被害を受けなかった者など誰一人いなかった、ということです。

チェルノブイリ事故のあとに生まれた子供たちでさえ、放射線による被害を、身をもって引き受けてきたわけです。

ではいったい、一九八六年四月二十六日に、チェルノブイリ原発で何が起きたのでしょうか？

四月二十六日の夜、この原発で二度の爆発が相次いで起き、そのせいで核燃料を覆っていた被覆が破裂し、原子炉建屋の屋根も吹き飛んで、原子炉の中心部にある、本来なら決して環境中にむきだしにしてはならない核燃料が、さらけ出されたのです。

その結果、大量のウラン核燃料と、ウランから核分裂で生じたさまざまな放射性物質や、原子炉や建屋をつくっていたコンクリートや黒鉛の破片が、原子炉から野外の空中に噴き出されたのでした。

原発ではすぐに炎が噴き上がりました。原発から野外に噴き出した各種の放射性物質は、上空二キロメートルの高さにまで達し、風に運ばれて、はるか遠方にまで、まき散らされたのです。

こうした〝放射能の雲〟は、当時の天候条件のなかで、四月二十六日から五月二十六日にいたる一カ月ものあいだ、〔チェルノブイリ原発の所在地・ウクライナの、北側に隣接している〕ベラルーシの国土に大規模な放射能汚染をもたらしたのでした。

なにしろチェルノブイリ原発から噴き出た放射性物質の、およそ三分の二が、隣国ベラルーシの領内に降り落ちたのですから。

この悲劇はなぜ起きたか?

ロシアやウクライナやベラルーシの科学者たちによれば、原子炉の設計ミスとか、緊急事態の対処について現場の作業員が知識不足や誤操作があった。そうしたことが「事故の原因」だと説明されています。

他にも、事故の発生時にちょうど地震が起きたのだ、とか、この原発が磁場の交差する場所にあった、などの諸説も入り乱れてきました。しかし我々から見れば、こうした「原因」仮説は注目に値しないだろうと思います。たとえば「ベラルーシで地震が起きたから」という説ですが、チェルノブイリ原発は安定した〔黒鉛〕結晶の土台の上に築かれているのだから、たとえ地震に襲われても、それでチェルノブイリ原発自体が破綻するとは考えられない。

この原発事故については、さまざまな「原因」仮説が唱えられているけれど、それらは結局、チェルノブイリ事故の現実を目隠しして、科学者や専門家たちの無能を言い立てるだけで、この原発災害の本当の理由を隠す手助けにしかなっていないのです。

チェルノブイリ原発は破局的な災害をもたらしました。

しかし、もし事故が起きた当時、政府や支配政党の役人たちがこの事故の真実を隠さずに公表していたなら、そして事故が起きてただちに、重大な結末に至らないような予防措置を講じていたなら、これほどの大災害にはならなかったでしょう。

たとえば原発事故の発生から一〜二時間のうちに「安定ヨウ素剤」の配布に踏み切っていれば、被災者住民に、これほど多くの甲状腺癌が発生しなかったはずです。

チェルノブイリ原発災害は、今後、もっとひどい結果をもたらす可能性があるのです。

じつはチェルノブイリ原発事故は、我々が経験してきた事態よりもはるかに重大な災害になる可能性が、ありました。しかし事故当時に消防士や兵士や専門家の人たちが決死の活躍をしてくれたおかげで、そこまで大きな災害に発展することはなんとかくい止めることができました。「片付け屋さん（リクヴィダートル）」と呼ばれた決死の事故処理作業員たちが、自らの健康を犠牲にして、国民をなんとか救ったわけです。

2. 放射線とは何か？

物質を化学的に分解していくと、それ以上は化学分解できない基本粒子に行き着きます。これを「原子」と言いますが、「原子」の種類によっては、「原子」自体がみずから崩壊して、べつの種類の「原子」に変わってしまうものがあります。このように「原子」が自己崩壊する性質を、「放射能」といいます。

「放射能」という言葉の意味を理解するには、つぎのことがらを知っておく必要があるでしょう。

まず、物質を作り上げている最も小さな粒子は「原子」である、ということ。この「原子」がいくつか集まって「分子」を作り、それが物質をつくる部品となっているわけです。ただし、物質をつくる最小単位である「原子」も、原子よりもずっと小さな〝部品〟から出来上がっていることが知られています。つまり「原子」は、「原子核」という一個の粒子と、そのまわりを周回している「電子」から、成り立っているのです。

たとえて言えば、原子はまるで、「太陽系」のような構造をしています。太陽系の中心には太陽がありますが、原子の中心には原子核が居座っているわけです。そして太陽のまわりを惑星が周回しているように、原子核のまわりを電子が周回しているわけです。

もちろん、原子核も電子もきわめて小さなものであり、目で見ることはできません。

原子はさまざまな種類がありますが、どの原子も原子核は一個しかありません。しかし電子は、水素原子のように一個だけのものもあれば、数十個とか一〇〇個以上も持っている原子もあります。つまり原子の種類によって、原子核のまわりを回っている電子の数が異なる、というわけです。

ところで原子核は、自分よりももっと小さな粒子をいくつも放出して、壊れてしまうこともあります。この現象は「放射性崩壊」と呼ばれています。

放射性崩壊には、いくつもの種類がありますが、どうして何種類にも分けられるかというと、原子核が崩壊するときに、原子核から放出される粒子の種類に、ちがいがあるからです。

たとえばアルファ粒子〔＝陽子二個と中性子二個から成る実質的にはヘリウムの原子核に等しい粒子〕を放出しながら原子核が崩壊する現象は「アルファ崩壊」と呼ばれていますし、ベータ粒子〔＝電子や陽電子など〕を放出しながら原子核が崩壊する現象は「ベータ崩壊」と呼ばれています。

放射性崩壊で原子核が壊れるときには、ガンマ線も放出されます。

放射性元素〔ちなみに元素とは、原子の種類のちがいを指す言葉ですが、同一原子だけから成る物質も「元素」と呼ばれています〕は、放射性の崩壊を遂げながら、別の種類の放射性元素に変化していきます。こうして生まれた放射性元素も、やはり放射性崩壊を起こして、さらに別の元素に変化していくわけですが、最終的には「放射性」という性質〔この性質は「放射能」と呼ばれています〕がすっかりなくなった「非放射性」の元素、つまり、それ以上は原子核が崩壊を起こさぬ「安定した」元素にまで変化を続けていくのです。

そういうわけですから、放射性物質は、放射性粒子をいちど放出したら「原子核の崩壊」が終わってしまうとは限らず、元素の種類によって〔一般には多数の電子が周回している大きな原子核をもつ原子ですが〕、放射性崩壊が何段階も続いていき、そのたびごとに〔アルファ線やベータ線やガンマ線といった〕放射線を出すわけです。

ところで、〔原子核を構成する陽子の数が同じなので〕同じ種類の元素であっても、〔原子核を構成する中性子の数が異なるせいで〕放射性を有しているものや、有していないものなど、〔原子核の中性子の数が異なるせいで化学的性質は同じでも物理的性質がちがう〕いくつもの元素が存在しており、これらは「同位体」と呼ばれています。

〔原子核は、核を構成している陽子と中性子のそれぞれの数をめやすに「種類」が特定され分類されており、原子核の種類は「核種」と呼ばれていますが〕放射性の〔つまり放射能を有する〕「核種」のことを、「放射性核種」といいます。

放射性元素は〔放射性崩壊を起こすので〕、時間の経過とともに、その元素自体が〔他の元素に変化するせいで〕減っていきますが、もとの放射性元素の分量が崩壊で半分に減るまでの期間を、どれくらいの勢いで減っていくか〔つまり「どれくらいの勢いで放射性崩壊が進行しているか」〕を示す目安として採用しています。

この、放射性崩壊でもとの元素が半分に減るまでの期間は、それぞれの放射性核種ではっきり決まっているのです。この目安は、「半減期」と呼ばれています。半減期は、放射性核種の種類によって、一秒にも満たないごく瞬間的なものもあれば数百万年にも及ぶものもあり、じつにさまざまです。

チェルノブイリ原発災害が起きてから、我々が浴びている放射線の、最大の「線源」となっているのは、いまやストロンチウム90とセシウム137なのですが、これらの放射性元素の半減期はどれほどのものなのか？

このふたつの放射性元素はいずれも半減期がおよそ三〇年です。科学者たちの試算によれば、放射性物質が完全に崩壊を終えるまでには、一〇回分の半減期を経る必要があるとのこと。

この試算に従えば、チェルノブイリ原発災害で環境を汚してしまった放射性のセシウムやストロンチウムが放射能を失うのはこれから三〇〇年ばかり先、ということになります。

私たちも、私たちの子供や孫も、さらに曾孫も、放射能の脅威を受けながら生きていくことになるのです。

ですから、私たちは、放射能汚染の環境下で生きていく術《すべ》を学ばねばなりません。それは、放射線になるべく浴びないようにし、健康な子供や孫を育てていく術にほかならないのです。こうした生活術を習得するのは、ぜひとも必要なことであり、だれでも習得できることなのです。

3．放射性核種はどのような経路で人体に侵入するのか？

ベラルーシの放射能汚染地帯の住民たちに放射線被曝をもたらしている最大の（じつに全被曝線量の七〇～九〇％にもおよぶ）元凶は、セシウム137やストロンチウム90でひどく汚染された地場産の食物を、食べていたことでした。

しかし、これは地元の食料生産者のせいだと責めるわけにはいきません。

むしろ家庭菜園で育てた野菜とか、（野生動物の肉や、河川や湖沼で釣った魚や、液果類《ベリー》やキノコや薬草などの）野生の動植物をとって食べたことが、地元で商業生産された食料よりも、放射線被曝の重大原因になったことを、指摘しておかねばなりません。

なぜこういう結果になったかというと、食料生産業者は工場の入口と出口で放射能汚染を防ぐ品質管理の態勢ができていたので、工場に搬入された原料と、搬出前の生産品に対して、放射性核種の検査をすることができたからでしょう。

セシウムは水に溶けやすく、環境中にきわめて急速に拡散する物質なので、チェルノブイリ原発から遠くはなれた場所でも容易に検出されています。

セシウムは土壌に染みこめば、植物に容易に取り込まれてしまいます。

放射性核種は主に食物をつうじて人体に侵入します。つまり呼吸（で放射性物質を吸い込むこと）や、接触（で皮膚や粘膜をつうじて体内に取り込むこと）よりも、体内に放射能汚染を持ち込む重大要因なのです。

半減期が長いさまざまな放射性核種が、国境をこえてベラルーシ領内に拡散し、その大部分はやがて表土に積もりました。

そして今、こうして汚染された土壌が、農産物の放射能汚染の最大の汚染源になっています。地表ちかくに根を張る（根菜やムギその他の穀草や牧草などの）植物が、地表に積もった放射性物質に汚染されてしまうのです。

果樹のような樹木は、地中ふかくに根を張るので、放射能汚染地域の果樹から収穫した果物は、放射線を計測しても汚染は見られません。

放射性核種は、その種類に応じて、土壌中から植物に吸収される比率が決まっているので、土壌を汚染した放射性核種は、一定の比率で、植物の生涯にわたって体内に溜め込むことになります。

さらにいえば、植物が土壌から吸収する放射性核種の吸収率は、土壌の種類や、植物の種類によっても違ってきます。

植物が放射性核種をいちばん吸収しにくい土壌は、黒土です。逆に、泥炭地や沼地、砂地、灰白土《ポドソル》に植物が生えている場合は、植物は放射性核種を容易に吸収します。

地表に生えたコケやキノコや豆類や穀草には、放射性核種が高濃度に蓄積します。ブルーベリーやカウベリーやクランベリーのような、野生の液果類《ベリー》には、放射性核種がきわめて大量に蓄積されます。

放射性核種は、主に次のような食物連鎖をへて、ヒトの体内に侵入します――「植物→ヒト」、「植物→動物→（牛乳などの）動物の乳汁→ヒト」、「植物→動物→肉→ヒト」、「藻類→魚→ヒト」。

けれども食物連鎖はきわめて複雑になることもあります。たとえば、牛乳から（チーズ製造の残りかすとして）分離された乳清は、肉牛にエサとして与えられますが、このような場合には、次のような食物連鎖になるでしょう――「植物→動物→牛乳→乳清→動物→肉→ヒト」。

さらに、次のような、一筋縄ではいかないような経路もあるでしょう――「森林→薪《まき》→暖炉で燃やす→灰→肥料として庭にまく→庭で野菜をつくる→その野菜を食べる」。

これらを見てはっきりわかるのは、放射性核種が人体に入らぬようにする防護策は簡単にできる、ということです。これから紹介する防護策を実行すればいいのです。

一九九八年にベラルーシのブラーギン市で、ベラルーシ放射線安全研究所「ベルラド（Белрад）」が創設されて以来の最大級の牛乳の放射能汚染が見つかりました。

平常時に牛乳から検出される放射能は、一リットル当たり一一一ベクレルだったのに、この時は五五四五ベクレルが測定されたのでした。

なぜそんなことが起きたのか？

理由がわかりました。

ブラーギン市の住民が二人、（チェルノブイリ原発から）三〇キロメートル圏内で干し草をつくって貯えていたのですが、その干し草の山に他の干し草も混ざっていた。この干し草を食べていた乳牛が（一九九八年の）二月に（ブラーギン市に）戻ってきたのですが、処分されず生きのこった。牛は放射能汚染のことなんか気にも留めないし、自分が食べた干し草が放射能汚染されているなんて知るよしもない。だから当然の結果として、これらの牛のお乳には大量のセシウム137が含まれていたわけです。

そして、人間だって同じこと。この牛乳をよろこんで飲んだ子供たちは、それが放射能汚染されているなんて知らずに飲んでいたわけですから。

たしかに牛乳を飲むのは有益でしょう。しかし、こうして放射能汚染牛乳を飲んだ子供たちは、牛乳から得られる恩恵を帳消しにし、それどころか生命と健康を脅かす格段に深刻な危害を、抱えてしまうことになったのです。

もうひとつの例を紹介しておきます。

一九九九年に（ベラルーシ南部のゴメリ州の州都）ナロヴリャ市で、子供たちの体内に高濃度の放射線核種が蓄積していることが判明しました。

それは観測史上未曾有のもので、体重一キログラム当たり七〇〇〇ベクレルを超えていたのです。

なぜそんなことが起きたか？――野生のイノシシの肉を食べ続けていたからでした。

イノシシは国境とか放射能汚染の規制区域などおかまいなしに、食べ物があればどこにでも住みつきます。森林が、野生動物の餌場となったわけです。ナロヴリャ市のイノシシも、ブラーギン市の乳牛とおなじく、放射能汚染のことなんて知るよしもなかった。放射能汚染を感じることもなかったし、本能のままに、そこにあった食物を食べたにすぎません。

〔放射能汚染の食物をたべた〕動物の肉や牛乳を、こんどはヒトが飲み食いする、という直接的な食物連鎖によって、ナロヴリャ市のふたりの学童女児の体内に、すさまじい量の放射性核種が蓄積したのです。

〔ゴメリ州の〕チェチェルスク地区のある村で、子供たちの放射能汚染を調べていたら、親も子も全員が、許容限度の一〇～一五倍もの放射性核種を体内に蓄積している家族がみつかりました。

この大家族が食べていた食物を、放射線検査してみると、砂糖を加えて摺《す》りおろしたブルーベリーの蜜汁も、クランベリーやカウベリーも、キノコやオカヒジキも、大量のセシウム137で汚染されており、食用に使うなんてとうてい不可能だということが判りました。

五人もの子を育てている母親の気持ちは、十分に理解できます。野生の果物を食卓にのせるのは、当然とさえいえるし、砂糖を買うのさえ経済的には苦しい。子供の食べ物を森で調達できれば、母親の気持ちは安らぐわけですから。

ところが突然、森のめぐみでつくった食べ物を、ぜんぶ棄てなきゃならない状況においこまれた。

しかしこのお母さんは、強力な対抗策を見つけ出したのです。ペクチンを調合した補助食品を食べることで体内の放射性物質の排泄を促す、という対策を実行に移したのです。おかげで、九〇〇マイクロレントゲン毎時〔＝およそ八マイクログレイ毎時に相当〕を超える放射線を日常的に放出するほど汚染された森林で収穫したブルーベリーとか、その森でとったキノコのスープを飲まずにすんだ子供たちは、一命をとりとめたのでした。二〇〇二年九月に測定したところ、この家族の子供たちの体内のセシウム137は体重一キログラム当たり四〇ベクレル未満に、両親の測定値もやはり七〇ベクレル未満に、それぞれ減少していたのです。

放射性核種がどんな食物連鎖でヒトの体内に取り込まれるのかを考えれば、放射性物質を摂取しないですむ対策はかんたんに見つかります。

逆に、放射性物質を容易に体内に取り込む方法もわかるわけですけどね……。

たとえば、「植物→動物→乳汁→ヒト」という食物連鎖についていえば、ここで乳汁がヒトに摂取される経路として「乳汁の分離物」もある、ということに注目することで、放射性核種がヒトの体内に取り込まれるのを阻止することは可能です。

なぜなら、放射性核種は「乳汁の分離物」である乳清《ホエー》に大量に含まれているので、それを食用にすることを禁じればいいからです。

どんな食物連鎖でもいいですから、その連鎖からキノコをとりのぞけば、人体に取り込まれる放射性核種の量ははっきりと減るでしょう。

キノコをじかに食べるのでなく、水に浸して「灰汁《あく》抜き」をおこなうだけでも、人体が取り込む放射性核種の量は減るでしょう。

4．放射線はヒトの健康にどんな影響をおよぼすか？

核分裂のさなかに発生する核エネルギーは、人類に恩恵をもたらす潜在力を秘めています。しかし人の手で制御できなくなると、大災害をもたらす危険性も抱えているのです。

最近の医学調査で、チェルノブイリ原発事故がベラルーシの住民に重大な危害を及ぼしたことが判明しています。なにしろベラルーシは今や、近隣諸国――すなわちロシア・ウクライナ・ポーランド・リトアニア・ラトビア――と比べて国民の平均余命がいちばん短いことが、確認されているのですから。

その理由は何か、と問われて、ベラルーシ国民の大部分は、こう答えています――「チェルノブイリ原発事故が原因です」。

さらに医学調査で、チェルノブイリ原発事故のあと、健康な児童の比率が（一九八五年の）八五％から、（一九九九年の）二〇％へと急落するいっぽう、おなじ期間に〔子供の〕慢性病患者の比率が一〇％から二〇％へと倍増し、あらゆる種類の病気の患児が増え、チェルノブイリ地域では先天異常の発生率が二・三倍にも増えたことが確認されています。

チェルノブイリ原発災害で、五〇万人の子供をふくむ二〇〇万人の人々に、被害が及んだのです。

チェルノブイリ事故以降、ベラルーシのチェルノブイリ被災地区に住む人々は、長寿命のさまざまな放射性核種、とりわけセシウム137を許容限度以上に含んだ地場産の食物を一五年以上も、毎日食べ続けてきました。

人体への低線量被曝が、これだけの期間にわたってずっと続いてきたのです。

セシウム137は人体のいろいろな重要臓器に蓄積するので、被曝による影響はじつにさまざまな形で出てくることになります。

各種の研究でこれまでに判明しているのは、（腎臓・肝臓・心臓などの）重要臓器に蓄積するセシウム137の量は、全身に蓄積する平均値よりも一〇〜一〇〇倍も多い、という事実です。

たとえばセシウム137がヒトの全身に蓄積していて、その放射能の平均値が体重一キログラム当たり五〇ベクレルの場合でも、被曝者の腎臓には一キログラム当たり三〇〇〇〜四〇〇〇ベクレルが、そして心臓の筋肉にも一キログラム当たり一〇〇〇ベクレル以上のセシウム137が蓄積しているわけです。

このようにセシウム137の内部被曝をこうむった人たちは、この放射性核種が単独で生体におよぼす健康危害だけでなく、放射性セシウムと鉛や硝酸塩との複合的影響による健康危害をもこうむるのです。

さまざまな重要臓器が〔内部被曝で〕こうむる病的損傷は、人体に蓄積したセシウム137の量に正比例するかたちで、深刻さを増していきます。

つまり、セシウム137の体内蓄積が進むほど、人体の〔放射線被曝による〕損傷はひどくなっていくのです。

被曝した住民のなかで、いちばん健康被害を受けやすいのは、子供と青年たちです。

妊娠している女性の場合、たとえ微量な放射線でも、被曝の危険があるのに適切な医療対策を受けられぬまま、それを絶え間なく浴び続ければ、胎児に先天発生異常がおきる危険性は増します。

糖尿病や、消化器系や呼吸器系の各種の慢性疾患、免疫機能の異常やアレルギー疾患、さらに甲状腺癌やさまざまな悪性血液疾患などの発生率や有病率も高まります。

子供や青年の結核の発生率も、確実に増していくのです。

じっさい、結核の発生率がゴメル州の被災地域で著しく高いことがまず注目をあつめ、そこから、放射線被曝をうけると細胞性免疫が打撃を受け、そのせいで免疫機能全体の働きが落ちて、結核その他の感染症を生体防御できなくなることが確認されたのでした。

放射性核種、とりわけセシウム137が体内に蓄積すると、子供の心臓血管系、眼球、内分泌系、女性生殖器、肝臓および代謝機能、造血系に悪影響を及ぼすことは、すでに研究ではっきりわかっています。

そのうち、放射性セシウムの体内蓄積でもっとも打撃を受けやすいのは、心臓血管系です。なにしろセシウム137の体内蓄積量と、心臓の機能不全の発生頻度は、正比例するほどなのですから。

体内蓄積したセシウム137が発する放射能の量が、体重一キログラム当たり五ベクレルの場合、そうした内部被曝をこうむった子供たちのうちの一八%に心機能不全が起こります。

さらに体内蓄積量が増えて体重一キログラム当たり一一～二六ベクレルになると、心機能不全の発生率は六五%に跳ね上がり、さらに七四ベクレルでは発生率が八七%にも達するのです。

まだ幼いのに重症の高血圧になる子供が増えており、その子たちを調べてみると、放射性セシウムの被曝によって血管系に損傷をうけていることがはっきりと確認できたのです。

眼球は、放射線被曝の悪影響をきわめて受けやすい器官です。

放射線被曝で発生する眼球の病変で、いちばん報告例が多いのは白内障、すなわち眼球の水晶体が破壊されてレンズとしての働きを果たせなくなる病気なのです。放射性セシウムの体内蓄積量と、白内障の発生率は、正比例することが、すでに研究で明らかになっているのです。

ここで重要なのは、体内に蓄積された放射性セシウムの量を減らすことができれば、放射線被曝による各種の疾患を根本から絶つことができるのだ、ということです

つまり、放射性セシウムを体外に排泄することができれば、眼球の痛々しい病的状態も、治すことが可能だ、ということです。

だから、被曝したからといって絶望するのは、まちがいなのです。

ところで腎臓は、活発に放射性セシウムを溜め込む習性があります。

そして、大量に溜め込むことになれば、腎臓そのものが病的な変質をこうむる恐れがあります。

放射線被曝は肝臓にも破壊的な影響をあたえることが知られています。ですから人体に放射性核種を溜め込めばためこむほど、肝臓の破壊が進行するわけです。

ヒトの免疫系は、放射線の被曝をうけると甚大な損傷をこうむります。

放射性物質は、人体に備わった生体防護の働きを低下させます。

そして、眼球や腎臓や肝臓などと同じように、体内の放射線被曝が増えるほど、免疫系の働きは弱められてしまうのです。

人体の内部に溜め込まれた放射性物質は、赤血球や、女性の生殖器官や、神経系にも、破壊的影響を及ぼします。

これまでの医学研究で、ヒトの体内に蓄積する放射性物質の量が増えれば増えるほど、そして、放射性物質の蓄積時間が長ければ長いほど、人体がこうむる損傷が大きくなることが、確認されています。

内部被曝による放射線損傷は、治療できないほど深刻な状態になることもあるのです。

5. 食物の放射線はどうやって測定するか？

チェルノブイリ原発災害が起きてから、ベラルーシでは放射線を検査して被曝の防止管理を行なう体制が作られました。

この管理体制は、人が住む環境の放射能汚染を監視するのが目的で、さまざまな省庁が協力し合い、空気・土壌・水・森林・食物などの放射能汚染に目を光らせてきました。

現在、この放射能汚染の監視体制が、最重要の課題として取り組んでいるのは、食品の放射能汚染の防止対策です。なぜなら、住民たちがこうむる放射線被曝の大部分は、いまや内部被曝、すなわち食物を通じた放射性物質の経口摂取だからです。

地場産の食料、個人農園で収穫した食物、森で採集した食用の野生動植物の、放射能汚染の監視は、ベラルーシ厚生省が担当することになりました。けれども、いろいろと事情が重なり、厚生省の監視体制はこれまで適切に働いてきませんでした。たとえば厚生省の監視体制を実行するには、自動車や燃料や、専門家や機材が不可欠だったのに、そういう道具立てが用意できなかったのです。

一九九〇年以来、ベラルーシでは「放射線安全研究所」、すなわち「ベルラッド（Белрад）」が、チェルノブイリ委員会からの資金援助をうけて、（学校や保健所に本拠を置く）地域対策会議が設置運営している「地域放射線管理センター（МЦРК）」で、一般市民むけの食料を対象に、セシウム１３７の測定監視を続けてきました。

これらの「地域放射線管理センター」は、ゴメリ州とモギレフ州のチェルノブイリ被災地域にある大きな村落に設置されましたが、ミンスク州でも（州都ミンスク市から七〇キロメートル離れた場所に）「地域放射線管理センター」が一カ所、設置されました。

「ベルラッド」研究所のコンピュータ・データバンクには、各地の「地域放射線管理センター」に送られてきた地場産の食品について、セシウム１３７の蓄積量を測定した、三二万件を超える測定データが記録されています。

そのデータを見ると、「地域放射線管理センター」が管理掌握できた牛乳のうち、セシウム１３７が許容量（九六年政府許容基準の一リットル当たり一一一ベクレルと、九九年政府許容基準の同一〇〇ベクレル）を超えて蓄積していたものが、最大で一五％もあったのです。

そればかりか、これらの地域では自然の産品（キノコ、液果類《ベリー》、野生動物の肉、魚）の八〇％以上が、許容範囲を超えたセシウム１３７を含んでいました。

現地に住む子供たちの六〇％が、高濃度のセシウム１３７を含んだ地元産の牛乳を飲み、四〇％が自然産品を飲食していたことが判明しています。

民間で栽培生産する食品についても、地域の保健所で放射能汚染の検査監視が行われています。

各地域の保健所の測定データにも、地元産の食物が深刻な放射能汚染をこうむっていることが、はっきりと現れています。

たとえば一九九九年から二〇〇二年のあいだに放射能の分析を行なった食品のうち、（ゴメリ州の）イエルスク地域とナロヴリャ地域とブラーギン地域で収穫されたキノコのすべての検体と、レヒッツァ地域で地域で収穫されたキノコの八〇％までが、政府許容基準を超えるさまざまな放射性核種を取り込んでいたのです。

（飲食物をつうじた体内被曝の）最大要因となるのは牛乳で、大量のセシウム１３７によって汚染されているので、牛乳を飲んでいる子供たちは、体内にセシウム１３７を蓄積させてしまう恐れがあります。

恐らくそうしたことが原因で、子供たちの健康は急激に悪化するわけです。

では、食品の放射能汚染に対する検査監視は、どうやって実施しているのか？

放射線測定器という計測装置を用いて、検査監視を行なっています。

たとえば、各地の地域放射線管理センターに運び込まれた食品や原料農産物は、ＲＵＧ92とＲＵＧ92Ｍという放射線計測装置で、検体から放出されているガンマ線を自動計測しています。

これらのガンマ線自動計測装置は、ガンマ線検出器だけでなく、電子回路と遠隔制御盤と、放射線遮蔽室から成り立っています。

測定する食品（＝検体）は、（少量だと正確な測定ができないので）最低でも四分の一リットル（二五〇ｃｃ）、できれば一リットルの嵩《かさ》（体積または容積）が必要です。

測定する食品をまず「測定容器」に入れ、その測定容器を、ガンマ線自動測定装置に設《しつら》えられた「放射線遮蔽《しゃへい》室」のなかに置きます。放射線遮蔽室は鉛の板で囲まれた小部屋で、ここに検体を入れておけば、外部環境の放射線の影響をうけずに検体そのものの放射能を測定できるわけです。

検体の食品にもし検出可能な量の放射性核種が含まれていれば、まずガンマ線検出器が食品から放出されているガンマ線をとらえ、その検出データの電気信号を、電子回路に送って情報処理して「測定結果」の形にまとめ、最終的にその「測定結果」を、放射線遮蔽室から離れた場所にある遠隔制御盤に表示するわけです。

測定単位として、（固形の食品や（穀物や粉のような）小さな粒状の食物には）一キログラム当たりのベクレル（Bk／kg）、（液体には）一リットル当たりのベクレル（Bk／1）を、用いています。

検査した農産品などが、食品として加工・流通させてよいものかどうかを判断するには、測定結果がベラルーシ共和国政府の定めた〝食品および飲料水に含まれる各種の放射性核種の許容水準〟の最新版――すなわち「一九九九年版の政府許容基準（РДУ-99）」――に照らして安全かどうかを確認せねばなりません。食品中の放射性セシウムの含有量が「一九九九年版の政府許容基準」で示した数値を下回っていれば、その食品は、食用として許可されるわけです。

ただし、我々としてはここでひとつ強調しておくことがあります。それは、どんな食品でも一キログラム当たり三七ベクレルを超える放射能を含むものを子供に与えてはならない、まして赤ん坊に食べさせたり飲ませたりするなんて、あってはならないことだ、というのがベラルーシ放射線安全研究所「ベルラド（Белрад）」の専門家の見解であるということです。つまり、一キログラム当たり三七ベクレルを上回る放射性セシウムを含むものは、どんなものであっても、けっして子供が食べたり飲んだりしてはならないのです。

ここまでお読みになった皆さんは、当然、こんな疑問がわくでしょう。――じゃあ家庭菜園で作った作物や、森で採取した〝自然の恵み〟や、チェルノブイリ被災地区内のお店で売られている食品などは、どこで放射線検査をすればいいのか？

そうした食物は、あなたがお住まいの地域の保健所で、放射線検査をしてもらえます。

さらに、最寄りの「地域放射線管理センター（МЦРК）」に食物を持ち込めば、無料で放射線検査をしてもらえます。

以下に、「地域放射線管理センター（МЦРК）」を設置している村と、センター所在地および連絡先と担当者の一覧をお知らせします。

「地域放射線管理センター（МЦРК）」の所在地一覧

（以下はベラルーシ国内の地域放射線管理センター所在地が列挙されているが、この翻訳では省略）

参考図書一覧

1　放射線と被曝について

・『緊急被ばく医療テキスト』、青木芳郎・前川和彦編、医療科学社、二〇〇四年
・『放射線概論』、飯田博美編、通商産業研究社、二〇〇五年
・『放射線衛生学』、飯田博美著、医療科学社、二〇〇一年
・『放射線と健康』（岩波新書）、舘野之男著、岩波書店、二〇〇一年
・『放射線医学史』、舘野之男著、岩波書店、一九七三年
・『環境学』、市川定夫、藤原書店、一九九三年
・『内部被曝の脅威――原爆から劣化ウランまで』（ちくま新書）、肥田舜太郎・鎌仲ひとみ著、筑摩書房、二〇〇六年
・『低線量内部被曝の脅威』、ジェイ・マーティン・グルド著、肥田舜太郎他訳、緑風出版、二〇一一年
・『人間と環境への低レベル放射能の脅威――福島原発放射能汚染を考えるために』、ラルフ・グロイブとアーネスト・スターングラス著、肥田舜太郎他訳
・『見えない恐怖　放射線内部被曝』、松井英介著、旬報社、二〇一一年
・『隠された被曝』、矢ヶ崎克馬著、新日本出版社、二〇一〇年
・『放射線被ばくから子どもたちを守る』、松井英介・崎山比早子・NPO法人セイピースプロジェクト編著、旬報社、二〇一一年
・『放射線汚染　どう対処するか』、首都大学東京宮川研究室／宮川彰・松井英介・日野川静枝著、花伝社、二〇一一年
・『チェルノブイリ――放射能と栄養』、V・N・コルズンとI・P・ロスとO・P・チェストフ著、白石久仁雄訳（白石氏が放医研勤務時代に自費出版したもの。『福島原発事故 放射能と栄養』の書名で宮帯出版から二〇一一年九月に正式出版された）
・『人体に入った放射性セシウムの医学的生物学的影響――チェルノブイリの教訓　セシウム137による内臓の病変と対策』、元ゴメリ医大学長Y・I・バンダジェフスキー著、久保田護訳（茨城大学名誉教授でチェルノブイリの子供を救おう会代表の久保田氏が自費出版したもので、連絡先の電子メールアドレスは、mkubota925@yahoo.co.jp ）

2　フリーラジカルと老化抑制《アンチエイジング》について

・『革命アンチエイジング――米国アンチエイジング医学会公認の完全ガイド』、ロナルド・クラッツとロバート・ゴールドマン著、岩本俊彦訳、西村書店、二〇一〇年
・『新しい量子生物学――電子からみた生命のしくみ』（ブルーバックス）、永田親義、講談社、一九八九年
・『活性酸素の話――病気や老化とどうかかわるか』（ブルーバックス）、永田親義著、講談社、一九九六年
・『不老革命――老化の元凶「フリーラジカル」と闘う法』、吉川敏一著、朝日新聞社、二〇〇五年
・『ビタミンCの大量摂取がカゼを防ぎ、がんに効く』（講談社＋α新書）、生田哲著、講談社、二〇一〇年

・『がん予防に実は日光浴が有効なわけ――ビタミンDの驚きの効力』（講談社＋α新書）、平柳要著、講談社、二〇〇八年

3　放射能汚染と食生活について

・『食卓にあがった放射能』、高木仁三郎・渡辺美紀子著、七つ森書館、二〇一一年
・『増補改訂版 家族で語る食卓の放射能汚染』、安斎育郎著、同時代社、二〇一一年
・『体質と食物――健康への道』、秋月辰一郎著、クリエー出版部、二〇一〇年
・『*Let Food Be Thy Medicine: 185 Scientific Studies Showing the Physical, Mental, & Environmental Benefits of Whole Foods*』、Alex Jack 編、One Peaceful World Press、一九九一年
・『放射性物質から身を守る食事法』、富永國比古著、河出書房新社、二〇一一年
・『放射能汚染から命を守る最強の知恵――玄米・天然味噌・天然塩で長崎の爆心地でも生きのこった70名』、阿部一理・堀田忠弘著、コスモ21、二〇一一年
・『内科医が教える放射能に負けない体の作り方』（光文社新書）、土井理紗著、光文社、二〇一一年
・『放射能汚染から家族を守る食べ方の安全マニュアル』（青春新書）、野口邦和著、青春出版社、二〇一一年
・『放射能を防ぐ知恵――食・暮らし・エネルギーの話』、小若順一・今井伸著、三五館、二〇一一年
・『*Nutrients for Radiation Protection*（被曝を予防する栄養素）』、Beverly Seng（ビバリー・セング）著（原文 http://its-alimentary.com/articles/Radiation Protection English.pdf 日本語抄訳 http://its-alimentary.com/articles/Radiation Protection Japanese.pdf)
・『*How to Help Support the Body's Healing After Intense Radioactive Contamination or Radiation Exposure*』、William Bodri 著（原文 http://meditationexpert.com/RadiationDetoxDraft.pdf）

その他

・『まだ、まにあうのなら――わたしの書いた いちばん長い手紙』、甘蔗珠恵子著、地涌社、二〇〇六年増補版（一九八七年初版）
・『チェルノブイリの遺産』、ジョレス・メドヴェジェフ著、吉本晋一郎訳、みすず書房、一九九二年
・『東電・原発おっかけマップ』、鹿砦社特別取材班編著、鹿砦社、二〇一一年
・『原子力裁判』、マシュー・マクルア編、大井幸子・綿貫礼子訳、アンヴィエル、一九八〇年
・『原爆犯罪――被爆者はなぜ放置されたか』、椎名麻紗枝著、大月書店、一九八五年
・『米軍占領下の原爆調査――原爆加害国になった日本』、笹本征男著、新幹社、一九九五年

［著者紹介］

佐藤雅彦（さとう・まさひこ）

翻訳者／ジャーナリスト

1957年、札幌生まれ。筑波大学で心理学、教育学、「心身障害学」その他の人間諸科学を学んだ後、地方新聞の記者や雑誌編集者を経て現在は翻訳やジャーナリズムに携わる。関心分野は、科学社会学、医学、生物学、生命工学、政治学、政治史、情報論など。

主な訳書は、『メディア仕掛けの選挙：アメリカ大統領達のＣＭ戦略』（技術と人間、1988）、『代理母：ベビーM事件の教訓』（平凡社、1993）、『メディア仕掛けの政治：現代アメリカ流選挙とプロパガンダの解剖』（現代書館、1996）、『比較「優生学」史：独・仏・伯・露における「良き血筋を作る術」の展開』（現代書館、1998）、『突発出現ウイルス』（海鳴社、1999）、『米国の「経営者」がしでかしたとんでもないヘマ101連発』（毎日新聞社、1999）、『エイズ患者のための栄養療法：実践的レシピ付き全ガイド』（現代書館、1999）、『遺伝子万能神話をぶっとばせ：科学者・医者・雇用者・保険会社・教育者および警察や検察は、遺伝子がらみの情報をどのように生産し、操作しているか』（東京書籍、2000）、『オカルト探偵ニッケル氏の不思議事件簿』（東京書籍、2001）、『チーズはだれが切った？：激変を生き抜くための悪のおとぎ話』（鹿砦社、2001）、『マグショット：ハリウッド犯罪調書』（鹿砦社、2002）、『シークレット・パワー：国際盗聴網エシェロンとUKUSA同盟の闇』（リベルタ出版、2003）、『チョムスキー（フォー・ビギナーズ No. 97）』（現代書館、2004）、『尿療法バイブル：あなた自身がつくりだす究極の良薬』（論創社、2004）、『ハリー・ポッターの呪い：児童文学を襲うグローバリズムの脅威』（鹿砦社、2006）、『女の平和』（論創社、2009）、『ヴァイブレーターの文化史：セクシュアリティ・西洋医学・理学療法』（論創社、2010）、『ソローの市民的不服従：悪しき「市民政府」に抵抗せよ』（論創社、2011）など。

著書は、『現代医学の大逆説』（工学社、2000）。

編著書は、『もうひとつの反戦読本』（鹿砦社、2004）、『徹底暴露!! イラク侵略のホンネと嘘（もうひとつの反戦読本２）』（鹿砦社、2004）、『芸能スキャンダルの闇を読む』（鹿砦社、2009）、『食べたらあかん！ 飲んだら死ぬで！』（鹿砦社、2009）、『もうひとつの広告批評１：消費者をナメるなよ！編』（鹿砦社、2010）、『もうひとつの広告批評２：選挙民をナメるなよ！編』（鹿砦社、2010）、『爆発危険！ テロ米国「トモダチ」安保〈もうひとつの反戦読本３〉』（鹿砦社、2011）など。

まだ、まにあう！
原発公害・放射能地獄のニッポンで生きのびる知恵

2011年11月20日初版第１刷発行

著　者――佐藤雅彦

発行人――松岡利康

発行所――株式会社 鹿砦社（ろくさいしゃ）

●東京編集室

東京都千代田区三崎町３丁目3-3 太陽ビル 701号　〒101-0061

TEL. 03-3238-7530　FAX. 03-6231-5566

●関西編集室

兵庫県西宮市甲子園八番町 2-1 ヨシダビル 301号　〒663-8178

TEL. 0798-49-5302　FAX. 0798-49-5309

URL　http://rokusaisha.com/

E-mail　営業部○sales@rokusaisha.com

編集部○editorial@rokusaisha.com

印刷所――吉原印刷株式会社

製本所――株式会社越後堂製本

装　丁――鹿砦社デザイン室

PRINTED IN JAPAN　ISBN978-4-8463-0847-6 C0030

落丁、乱丁はお取り替えいたします。お手数ですが、本社までご連絡ください。

もうひとつの広告批評 1

消費者をナメるなよ！編

好評発売中!!

佐藤雅彦 著

A5 判／本文 168 ページ＋カラー 4 ページ

定価 980 円（税込み）

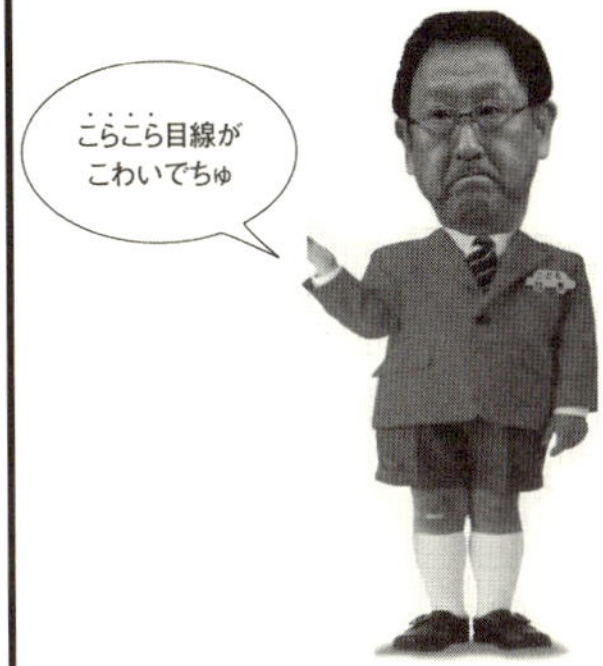

人体の健康状態は大小便に現れる。
ウンチをみれば
病気かどうかの察しがつく。

広告もこれと同じ。
CM をみれば
企業の病み具合がわかる。

ウンチによる健康診断じゃないが、
この本は、広告を観察して
トヨタやソニーなど代表的企業の
病理を探った診断カルテである。

❶こども社長の経営路線にブレーキをかけたトヨタ絶望工場の暗い先行き

❷レタッチ天国・信じて地獄 捏造写真がまかりとおるインチキ広告の蔓延にだまされるな！

❸人種差別で商品売り込みに狂奔する世界企業ソニーの憂鬱

❹イメージ戦略の暴発で、世界中から「NO（ノー）」と言われた世界企業ソニーの混迷

❺“ソニー地雷” リチウムイオン充電池が続々出火し「ものづくり回帰」路線から無惨に転落した世界企業ソニーの“ものづくりの怪奇”

❻センター試験で受験生たちにソニー製欠陥ICプレーヤーを無理やり売りつける文科省と大学入試センターのチンピラ受験商法

❼…ペット虐待“ネット放映”で社員逮捕、さらに“ヤギの首切り惨殺死体”でPS2広告…残虐ゲーム路線の突進で自爆をとげ動物虐待で世界中から非難をあびるソニーの危機

❽「35歳で羊水くさる」トンデモ発言でバカをさらした倖田來未と脱税発覚でNHK経営委員を辞めた「マイナスイオン商法の伝道師」とを結ぶ点と線

もうひとつの広告批評 2

選挙民をナメるなよ！編

佐藤雅彦 著

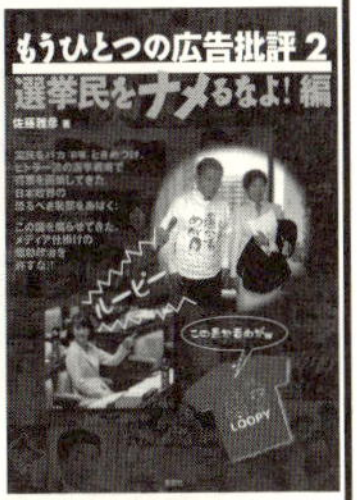

A5 判／本文 152 ページ＋巻頭カラーグラビア 8 ページ / 定価 980 円（税込み）

好評発売中!!


国民をバカ（B層）ときめつけ、ヒトラー流の選挙戦略で得票を画策してきた、日本政界の恐るべき恥部をあばく!

この国を腐らせてきたメディア仕掛けの煽動政治を許すな! 政界激動、参院選直前に送る強烈な一冊!!

①
メディア仕掛けの政治にだまされるな！

——マスコミの煽動にコロリと騙《だま》されないために知っておくべきいくつかの真実

②
小沢一郎叩き・民主党攻撃のウラに見え隠れする点と線
—米国軍事諜報部★東京地検特捜部★「極右」団体★守旧派マスコミ

③
B層選挙民の票をかっさらって独裁政権を維持せよ！

自民党がひそかに崇拝するヒトラー選挙戦略の密教を読み解く

④
「B層」選挙民を釣り上げろ！

タレント候補を使った“底引き網”選挙戦で大漁得票→改憲まっしぐらを狙う自民党の危険（棄憲）なたくらみ

⑤
アニメ・漫画・ゲームが「準児童ポルノ」だって？ 笑わせるな！

「児童ポルノ絶滅」の呪文《マントラ》を唱えながら言論表現封殺を企てるあやしい政治勢力の、ハレンチな正体をあばく！

⑥
経済無策・外交無能のバカ殿政権で日本沈没！

「マルチ商法内閣」「貸しはがし内閣」で迷走する麻生太郎にダマされるな！

⑦
映画『ブッシュ暗殺』の“暗殺”を企てたニッポン映倫の“属国役人”体質を嗤う

⑧
イスラム教預言者“中傷マンガ”騒動は「文明の衝突」を煽るネオコン勢力が仕掛けた世界戦争挑発策動だった！

ノンフィクションの彼方にvol.1

鹿砦社編集部=編　A5判/192ページ/定価980円(税込)

ノンフィクションの彼方で蠢き呻吟する人々の生き様を見よ!
有名・無名問わず、リアルな人々の営み=<生きた現実>を書き記し伝えていくことは、いつの時代でも必要だし、そうしてその場を提供するために設けられた鹿砦社ノンフィクション賞佳作入選作品5本を一冊にまとめた!

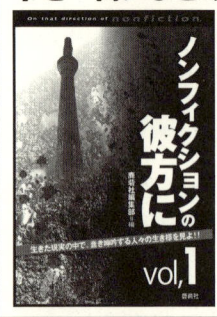

【収録作品】
“人の津波”への備えは十分か?――スカイツリー“安全神話”の死角を突く/電力利権に群がる≪電力マネー・平成三怪人≫/あるAVライターの記録――封印された「エロ最前線事情」/やってはいけない――おかしいぞ、神奈川県庁!!/テロリストとして死んだ、わが師三島由紀夫に捧ぐ

11月10日発売!!

女性死刑囚　十三人の黒い履歴書

深笛義也=著　A5判/144ページ/定価840円(税込)

13名――戦後、最高裁で死刑が宣告された女性の数だ。男性のその数は700人を超える。死刑にいたる罪を犯すまで、彼女たちはどれほどの曲がり角を得たのだろうか、その心の闇に迫る!
無実の女性にも下されている死刑判決――闇は社会をも覆っている。

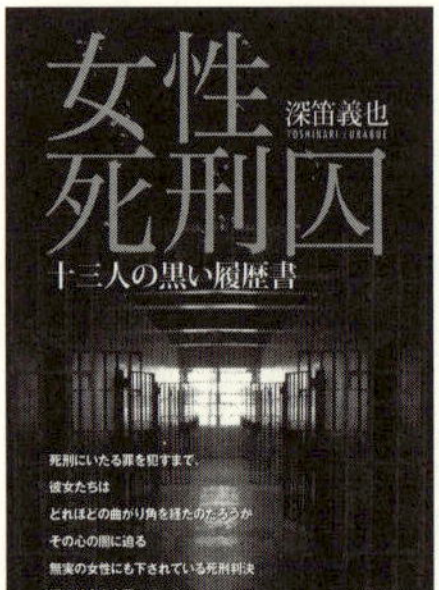

【Files】
菅野村強盗殺人・放火事件　山本宏子/熊本女性連続毒殺事件　杉村サダメ/日本閣乗っ取り殺人事件　小林カウ/夕張保険金殺人事件　日高信子/有明埋め立て地殺人事件　諸橋昭江/連合赤軍同志粛清事件　永田洋子/女子高生・OL誘拐殺人事件　宮崎知子/室戸保険金ダブル殺人　坂本春野/宮崎二女性殺人事件　石川恵子/福島悪魔払い殺人事件　江藤幸子/和歌山毒物カレー事件　林眞須美/埼玉愛犬家連続殺人事件　風間博子/四人組ナース連続保険金殺人事件　吉田純子

11月15日発売!!

ROKU SAI SHA
R鹿砦社

◆小社の本はなるべく直接小社か書店にご注文のうえお求めください。

東京編集室●(〒101-0061)　東京都千代田区三崎町3丁目3-3-701　TEL 03(3238)7530 FAX 03(6231)5566
関西編集室●(〒663-8178)　兵庫県西宮市甲子園八番町 2-1-301　TEL 0798(49)5302 FAX 0798(49)5309
●ネット注文は、sales@rokusaisha.com　●URL http://www.rokusaisha.com/